不在場證人

法醫精神科的過去、現在與未來

何美怡醫生 著

This book is dedicated to

my loving husband and dearest son Alistair for

giving me the time to pursue my passion in writing.

目錄

第 一 部 分

前言

　　一年前，承蒙明報出版社的厚愛，令《不在場證人——法醫精神科醫生工作手記》誕生，那是一本以我私人執業的個案為主的書，在沒有書展的加持下，我知道你們都有把它收在家中，實在十分感謝；正因為得到你們的支持，《不在場證人II——法醫精神科的過去、現在與未來》也可以面世了，我期待今年書展，除了見到我的書，還有機會跟大家見面，雖然隔了一個口罩。

　　上一本書的序言，我這樣寫：

　　「每個病人幾乎都有他們的故事，我希望通過故事，讓公眾了解法醫精神科的工作，以及認識精神病。香港是一個充滿壓力的城市，也許比任何地方都容易患上精神病，因此我們要防微杜漸，無論是自己或身邊的人，只要懷疑有病徵，就應該盡快求醫，這是我由始至終想推廣的。」

今次也是以這個原則寫書，不過為了突破自己，我把書分成兩個部分：第一部分像以前一樣，找來了五個個案，包括我在英國當實習醫生時期的、在香港醫管局法醫精神科部門工作的，以及私人執業的刑事案件，經過背景改編，將最重要的病情部分向各位讀者介紹。第二部分，則是選了香港過去兩宗著名的案例，以及在台灣和韓國發生的精神病人殺人案件，前者從歷史角度切入，看看香港精神健康服務是如何發展；後者看看在沒有法醫精神科的地方，跟香港比較，有什麼值得我們注意。

第二部分尤其是一個新嘗試，花了不少時間蒐集資料。看過之後請告訴我，大家喜歡《不在場證人II——法醫精神科的過去、現在與未來》嗎？

何美怡醫生

《明報》專訪

以心理解剖重現死者思緒

——專訪法醫精神科何美怡醫生

撰文：陳珈悠

在法庭新聞中不時也會出現「法官正等候被告的精神科報告。」的陳述，這大致反映了法醫精神科何美怡醫生（Robyn）的工作情況——查看不同犯人的精神狀態，判斷他們的精神病會否成為其犯罪動機。與案件目擊證人以當刻的感官作供不同，何美怡醫生是以其專業知識觀察犯人的精神狀態而成為案件中的「不在場證人」。

從公營醫院走到私人執業

「精神學的範圍很廣，法醫精神科屬於其中一個專門分支，除了為監獄、監獄醫院或於社區內的精神病人提供精神病評估和治療，還會為法庭撰寫犯人的精神報告。」在任職香港醫管局唯一的法醫精神科部門時，何醫生處理超過二千五百宗個案及撰寫二千多份法庭報告，大多為代表控方、涉及不同程度的刑事案件。自二〇一二年起轉為私人執業後，何醫生所接觸的案件類型亦變得廣泛，除了固有的刑事案件外，更會接觸民事案件，例如評定傷者的精神賠償額、核實事主是否有能力立遺囑等，對何醫生來說不但是全新挑戰，更成為新書靈感。

深度認識精神科

　　精神科可算是醫科中比較複雜的其中一門專科，因為人腦的思緒無盡，變相使其複雜程度增加，何醫生解釋道：「精神病的病因大多與以下三類型有關：一、遺傳基因，如果父母或家族有人患有精神病，會增加其患病機會；二、個人性格，每個人的性格各異，或會引致情緒失調；三、外在力，當中包括家庭環境、人際關係等外在環境而影響。每個個案都是獨特的，在找出病因及治療的過程也有點像偵探查案，而每次『查案』都會為我帶來豐富經驗。」

　　正因為每個人的病因和病徵各異，因此現時精神科醫生會依據兩套診斷精神疾病的指導手冊診症——《精神疾病診斷與統計手冊（DSM）》及《國際疾病傷害及死因分類標準（ICD）》。兩套指導手冊會列明不同精神疾病的病徵，精神科醫生會對照病人的情況和指導手冊的病徵描述判別。「因為每個人的情況不同，所以未必會百分百的完全合乎指導手冊的所有病徵描述，因此指導手冊會表明，即使是同一疾病，如以下十個常見病徵中至少合乎了四個，便屬於患有該精神疾病。」何醫生解釋。

　　然而，與其他學科不同，精神科的疾病往往會因應情況而有所修正，就像是作為診症參考的兩套手冊，從首次出版後，在多年來亦經過不同程度的修正，讓醫生有更清晰的指引，例如二〇一三年修訂出版的《精神疾病診斷與統計手冊第五版（DSM-5）》就移除兒童常見的亞氏保加症，只歸類為其中一項自閉症。

但即使如此，或許大家都會問，當精神科醫生面對的是精神病病人時，單憑診斷手冊中列明的病徵和病人自我描述又是否足以準確診症？對此，何醫生則加以闡述：「我們在診症時不單只會按着病人的個人感受作診症，遇上較為複雜的情況時還會詢問病人的家人朋友，比較兩者之間的觀察會否有所出入，務求全面了解病人的情況。」

法庭內的唇槍舌劍

法醫精神科醫生跟普通精神科醫生的分別，除了他們要坐鎮青山醫院和小欖精神病治療中心，治療犯事的精神病患者外，另一樣就是要走進法庭，擔任專家證人（Expert Witnesses），專門為法庭提供有關涉事者的精神狀態報告。

一想到法庭的莊嚴的環境，或許也會讓你有三分緊張，可別以為「身經百戰」的何醫生早已習慣，「上法庭還是有點緊張的，特別是謀殺案，因為對方律師會非常嚴厲，用盡方法希望讓我說出模稜兩可的證供。同時，由於控辯雙方均會有專家證人代表，當對方法醫精神科醫生說述報告時，遇上我不認同的觀點，我便要即場『寫紙仔』通知我方律師，以便提出質疑。」說起來就如電視劇一樣，可不同的是，真實法庭內沒有劇本，只有當下的臨場反應。

二〇一二年，何醫生由醫管局轉為私人執業，在法庭上亦由代表控方變成辯方，當中亦體會到辯方代表的無形壓力，「許多人會覺得

因為辯方代表是有收費的，難免會認為辯方的報告有做假的成分。專家證人的角色是要向法庭負責，而不是為付款的人負責，而報告上亦要說明內容是按事實真相而撰寫，並沒有偏頗任何一方。老實說，有時遇上某些個案我還會跟當事人說我的報告未必對他有利，請他考慮清楚。」何醫生一邊說，一邊露出堅定的神情。

超越物理的解剖——心理解剖

一般來說，不論是刑事案件或民事訴訟，尋找專家證人都是律師的工作，當然亦會有例外，例如死因裁判法庭中會因應實際情況而由死因裁判官提出尋找專家證人。當遇上一些不能排除死因有其他可能性時，或者因應死者的個人行動而導致死亡的話，就需要通過法醫精神科醫生的心理解剖（Psychological Autopsy）重組死者的心理狀況，作出調查，另外一些焦點案件亦會用上心理解剖，例如多年前轟動一時的「徐步高槍擊案」。

是不是每個精神科醫生都能進行心理解剖的呢？何醫生解釋道：「參與心理解剖的法醫精神科醫生需要有特定條件，就是要不認識、從未接觸過死者的，因為心理解剖就是看死者在死亡前發生過什麼事、精神狀況如何，會否有精神病或精神問題，如果在死者生前曾有精神科醫生求診紀錄的話，作為心理解剖的法醫精神科醫生，便會檢視曾與死者接觸的精神科醫生，會否在處理上有問題。」

專家證人與一般證人功能大不同

可是，在法庭上，也有些有見過死者的精神科醫生上庭，他們又是專家證人嗎？「不，他們的身分不一樣。在死因庭，曾與死者接觸的精神科醫生是一般證人，負責證實死者在生前的為何會去他求診，當時又用了哪些藥物治療，他們的口供和撰寫的報告，是以死者就診的精神科醫生的身分，給死者的精神科報告。而專家證人撰寫的心理解剖，則是法庭報告。完全是兩個角色。」原來，即使同樣是精神科醫生，亦有專家證人和一般證人在功能上的不同。「而在死因裁判法庭完結之時，死因裁判官或陪審團會參考專家證人的報告，然後就該次事件提出建議，防止再有同類型事件發生。」

（原刊《明報》二〇二〇年十月四日 F02 版、二〇二〇年十月十一日 E09 版，二〇二一年五月三十一日修訂）

不 在 場 證 人　II

法 醫 精 神 科 的 過 去 、 現 在 與 未 來

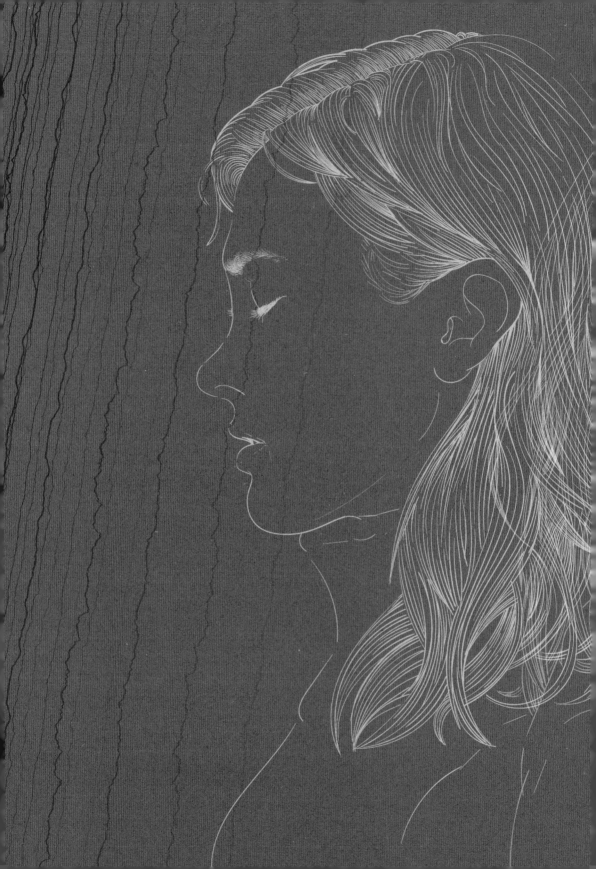

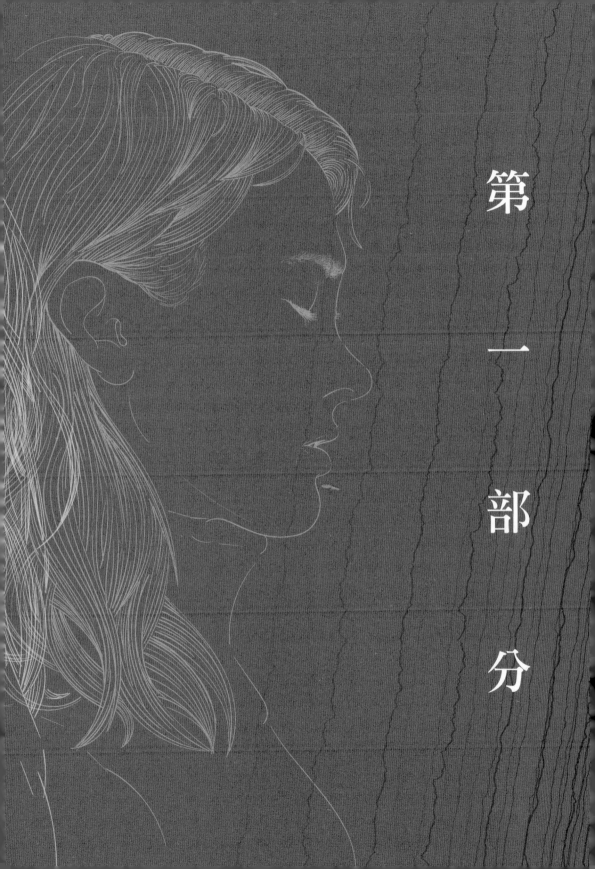

第一部分

有精神病徵狀的非精神病？

——甲狀腺功能過低症（Hypothyroidism）

日期：二〇一一年一月三十一日（星期一）
地點：石硤尾

「菠菜、豬肉，買齊了吧。」阿德離開街市，回家。由於太太遲了下班，他受命要負責買菜煮飯，想到又要進廚房，阿德一臉不願意。進入住所大堂，跟管理員打招呼，走進升降機，按「八」字，升降機緩緩上升，在八樓停下來，打開門⋯⋯

原以為接下來就是經過走廊，開門回家，豈料升降機門打開後，眼前煙霧瀰漫。

「什麼事了？」阿德大叫，下意識的掩着鼻子。

「火燭了！快走！」他聽到有人叫他，後來才知道是住在隔壁的鈞叔。他憑記憶摸到後樓梯，走到防煙門後面，視野才稍為好轉一點。他向下走，前前後後都有街坊鄰居一起逃命，心神定下來時，已經站在大廈門外的空地，直到太太下班回來，二人緊緊相擁⋯⋯

消防員到場把火撲滅。起火單位就是阿德家旁邊鈞叔的單位。阿德回家，發現自己的大門有被燒過的痕迹，家裏有些牆壁被燻黑，和消防員救火時的水漬，有損失，但在可以接受的範圍之內。

「人沒事就好了。」阿德太太如是說。

後來，令他們最驚訝的是，鄰居鈞叔被控縱火。

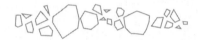

日期：二〇一一年五月十六日（星期一）
地點：小欖精神病治療中心

「沈鈞這個個案，有點問題，想聽聽妳的意見。」說話的是精神科專科實習醫生子瑩。子瑩已經是一個醫生了，但要再經過多年實習，才能成為一個專科醫生。

沈鈞，六十一歲，住在石硤尾。他被控在二〇一一年一月三十一日，於自己所住的單位內縱火。但據他的口供和現場環境推測，他其實是想燒炭自殺。

調查期間，相關人員了解到他患有抑鬱症，三月的時候把他轉移到小欖精神病治療中心來，由實習醫生子瑩負責。子瑩看看他的病

歷，原來有抑鬱症的病史，立即為他處方他之前服用過的抗抑鬱藥物。

「已經過了兩個月，但沈鈞的康復情況緩慢。」子瑩說：「同期有一位差不多情況的病人，病況已經好轉了，相較起來，沈鈞的情況讓人擔心。」

必須稱讚子瑩，她有很好的觀察力，也會替病人擔心。最重要的是，她察覺到有一些自己解決不了的問題，就立即來問我，這是負責任的表現。

我看看她負責的醫療報告，暫時找不出有問題的地方。

這樣的話，我必須親自見一見沈鈞。

日期：二〇一一年五月十七日（星期二）
地點：小欖精神病治療中心

翌日，我獨自跟沈鈞問診。我必須從頭問起，不依賴子瑩的報告，我認為這才是真正能夠找出問題的做法。

沈鈞坐在我面前。他人雖然胖胖的，卻完全沒有力氣，提不起勁，他低下頭，雙手放到大腿上，一動不動。浮腫的臉龐，蒼白的鬢角，無力的雙目，下垂的嘴角，還有乾涸的皮膚，讓人以為他已經八十歲。

　　我替他量了血壓和心跳，果然心跳較慢。

　　「有沒有脫髮的問題？」我問，他搖一搖頭。

　　接下來，我請他再講一次自己的故事。

　　「由哪裏說起？」沈鈞沙啞的語音不帶一絲情感，冷冰冰的說：「跟上次的小姑娘一樣，由我跟秀芳分手說起吧。」

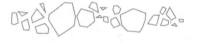

日期：二〇一〇年七月二十八日（星期三）
地點：尖東海旁

　　「我們分手吧。」沈鈞吸一口煙，然後把煙頭丟在地上，用腳弄熄。

「為什麼？」在尖東海旁，秀芳瞪大雙眼的望着他，因為她完全想不到他會吐出這句話。

「因為她。」沈鈞望着對面海的燈飾，緩緩説出這句話。他口中那個「她」，是已經離婚的妻子。

沈鈞，一九四五年出生，住在石峽尾白田上村。一九五三年的石峽尾大火，燒了幾日幾夜，不但白田上村，連白田下村、石硤尾村等等都燒光了，有一段時間與家人住在臨時房屋，直到石硤尾邨一期建成，才算有穩定的住所。

大約十多歲的時候，他認識了住在家門對面的一個女孩——歐陽清玉，歐陽清玉長得並不算漂亮，國字口面，骨架有點大，彷彿有跟男孩打拳也不會輸的感覺。然而，她豪邁的性格卻莫名其妙的吸引着沈鈞，可是沈鈞卻不是歐陽清玉那杯茶，但憑着他堅毅不屈的性格，足足花了十年時間，經過多次失敗，才能奪得歐陽清玉的芳心。

沈鈞的父親，是做首飾工場的，沈鈞也就承繼了家業。歐陽清玉在麻雀館做收銀員，二人婚後生活愉快融洽，唯一可惜的是膝下無兒。

之後，隨着社會變遷，首飾工場倒閉，麻雀館也做不起來，二人輾轉換了幾份工作，最後他們在朋友駱奇的幫助下，覺得馬會大樹好遮蔭，雙雙在馬會做接聽電話投注的專員。

原本以為二人可以平淡地過完一生，豈料在沈鈞四十三歲那一年，發生了一件事。

　　「阿鈞，我有些事想跟你說。」這一天下班之後，駱奇跟着他與歐陽清玉回家。沈鈞感到氣氛有異樣，駱奇和歐陽清玉神情都怪怪的。三人在附近的小公園停下來，駱奇就說出上面這句話。

　　「怎麼說好呢……你打我一拳吧，大大力，打哪裏都可以。」沈鈞察覺有點異樣，但見歐陽清玉默默的走到駱奇背後，他意識到發生什麼事了。

　　「不要打清玉，她有了我的骨肉……」駱奇說着，跪在沈鈞面前。

　　沈鈞自己也忘了當下的反應，是憤怒？是傷心？他只記得，他一腳踢向駱奇的臉，就頭也不回的回家去。這一晚，歐陽清玉沒有回家。大概兩個星期後，歐陽清玉的父母過來把她的東西搬走，並代為提出離婚。

　　那段日子，沈鈞過着沒有色彩的生活，但並沒有患上抑鬱症。他憑超強的意志力爬了起來。他辭去馬會的工作，憑着自己當年在首飾工場的知識，在一家大型的金行做銷售員，成績不俗，更得到上司的重用。

轉眼間十多年過去，五十七歲的沈鈞已是一間分店的副店長。同年新同事秀芳入職的時候，沈鈞從來也沒有想過，三年後會跟這個人拍拖，而他更沒有想過，半年後他就要跟她分手。

　　「因為她。」沈鈞望着地下那根已經熄掉的煙，説：「她，讓我對人沒有安全感……我沒法忍受妳跟阿華談天，我知道，我知道他是一個有家室的同事，但我還是會懷疑你們兩個的關係；記得上星期，妳聽不到我的電話嗎？我又胡思亂想起來，覺得妳是否跟哪個誰在上牀……我很辛苦，我無法進入一段正常的關係。」

　　「那好吧。」秀芳吸了一口氣，説：「我們這個年紀，大家都離過婚，原本也只是想找個人一起過下半世而已。」

　　「對不起。」沈鈞向着秀芳説：「我知道不是妳的錯，只能説，我還未準備好……」

　　「不要緊，我明白。」秀芳嘆了一口氣，並擠出一個笑容，説：「我明天會辭職。」

　　「你不用這樣……」沈鈞嚇了一跳，呆望着秀芳。

　　「不，跟前男友在同一間公司日夜見面，我自己會受不了。」秀芳又再擠出一個笑容。

翌日，秀芳遞上辭職信，沒有一聲道別，頭也不回的離開了。

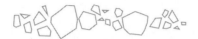

日期：二〇一一年五月十七日（星期二）
地點：小欖精神病治療中心

「我以為，這是一次普通的分手，唉。」的確，半年的感情，豈
會比離婚帶來更大的影響？但人的感情就是這樣莫名其妙，但也可以
說，悲傷是累積下來的，這次分手，是情感的一次大爆發吧。

「我每天都沒有精神，同事說我的話少了，店長又說我游說客人
時欠了一點積極。我自己知道的是，胃口小了，吃得很少，經常感到
疲倦、四肢乏力，但奇怪地，身體卻發胖了。」

我點一點頭，心裏有了一個大概，於是續問：「社交也少了，對
嗎？」

他想了一想，才答我：「現在想來，的確是的，社交少了。除了
上班，我只想賴在家中，一直賴在家中。在馬會工作的時候，我認
識了一班朋友，我們每個星期都會去行山，尤其在我離婚之後的日
子，唉，他們在精神上幫了我很多忙，現在好像很對不起他們。但跟

秀芳分手之後，我沒有行山的興致，沒辦法，他們的邀約也全數推掉，我只想在家睡覺。是否睡覺睡得多，所以發胖呢？」

「這是身體發病的信號。」我說。

「所以，我去看家庭醫生。」

日期：二〇一〇年九月十日（星期五）
地點：九龍某醫務所

「你患了抑鬱症。」沈鈞的家庭醫生聽過他簡略介紹過自己的情況後，立即一錘定音的作出判斷。

「那麼，我需要找一個精神科醫生跟進嗎？」沈鈞聽到自己患了精神病，有點緊張。

「不用，不用，我是全科醫生，亦有一個精神科學士學位，我可以幫到你的。」醫生把手舉起，讓沈鈞看到牆上掛着的精神科學士證書。

「謝謝醫生！」沈鈞向醫生鞠躬致謝，彷彿是一個信心保證，這

一刻，他再次抖擻精神。

日期：二〇一〇年十月
地點：九龍某金行

　　沈鈞遵照醫生的指示服用精神科藥物，他的抑鬱徵狀的確有好轉，同事都發現他的精神好起來，笑容也多了。沈鈞跟秀芳的事情，同事們當然知道，最初他們走在一起，還常常成為大家的取笑對象，但秀芳辭職，沈鈞精神頹萎，大家看在眼裏，都替沈鈞擔心。

　　「阿鈞，好好工作吧。」這幾天，彷彿店長也看見了他的努力，走過來拍一拍他。

　　可是，雖然工作變得積極，但沈鈞的記憶力愈來愈差，長遠對工作來說還是有很大的影響，比如他難以記下新來的首飾資料，也難以配合客人的喜好去為他們推介產品，有時候，在推銷的過程中，也見他很容易就恍神。同事們很努力的當他的後勤，但看在店長眼中，其他職級和人工都比他低的同事，表現都較他出色，在公司業績要與其他分店一較高下的節骨眼，實在很難容下一個沒有表現的副店長。

　　然後，這件事發生了。

「上個月從布吉納法索買入的十一件金鈪，少了一隻。我當然不會懷疑大家偷去，但請大家幫忙查一查金鈪的去向。」這晚放工後，店長問大家。

「十萬元那一組？」有同事問。

「對。」店長點頭，說：「十萬，很難向總公司交代。」

如店長所說，十萬元，可大可小。分店全人一起追查，有同事負責找貨倉看看是否不小心弄丟；有同事負責翻查閉路電視會不會是有小偷；有同事負責檢查單據是否有交易問題，最後發現，由沈鈞經手的一項交易，一隻一萬元的金鈪，仍然在公司櫥窗。

「拿錯了……」沈鈞想起來了，他把十萬元的金鈪，用一萬元賣掉了……

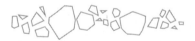

日期：二〇一一年五月十七日（星期二）
地點：小欖精神病治療中心

「唉，店長說，原本還是想給我機會的，畢竟都是多年同事了。但這個錯誤，九萬元的差額，他也負擔不起。所以他請我自行辭

職，已經算給足我面子了。」沈鈞說着，從聲音中也感到他仍然充滿內疚。

我想了一想，然後打破沉默：「家庭醫生給你的藥，你有一直服用？」

「覺得好轉之後，就沒有吃了。都痊癒了，不用吧。」沈鈞說：「而且，藥物有一個副作用，就是會發胖。唉，原本我只有一百四十磅，但自從抑鬱症病發以來，暴肥了二十磅，唉。」

「可是，你現在體重多少了？」我目測不是很準，但他現在的樣子，肯定不只一百六十磅。

「一百八十五磅，不知怎的，還在胖。」

我找到了問題所在。一時的振作，並不代表他已經痊癒了。他還是需要繼續服藥的。他擅自停藥，釀成惡果，而家庭醫生沒有再跟進，是非常可惜的。

「後來我也發覺，這只是一時的振作……」我彷彿找到和他相同的想法，但接下來卻並非我能預料的結論：「這也表示，我看了半年醫生，一直支付藥費，但病情卻沒有好轉。」沈鈞說着，嘆了一口氣：「反正看醫生和服藥也沒有用，不如就這樣算了。」

他誤會了，以為藥物沒有效用，其實是因為還沒有去到可以停藥的時候。

「反正，我也不覺得自己有精神病。我都六十一歲了，難道不是因為自己漸漸變老的緣故嗎？」

當然不是。很多病人自己做醫生，自己判斷，就釀成大錯。

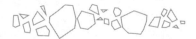

日期：二〇一〇年十一月至二〇一一年一月三十一日

沈鈞被解僱之後，他開始不願意離開家門。他買了許多罐啤酒，在家裏買醉。

「秀芳，我好想找妳啊，妳的電話號碼……電話……」他望着手機的電話號碼，卻沒有勇氣按下去。

他也想到歐陽清玉，想知道前妻現在的生活過得怎樣？「那個駱奇會否已經搞大另一個女人的肚子了，清玉會否想回來找我呢？」他邊喝啤酒，邊說醉話。

「我想找朋友，但發現原來我沒有朋友。我沒面目見同事，雖然他們對我很好……」想到同事，又想起了工作。他已經六十一歲

了，精神狀態又不好，過去即使多次轉工轉行，但現在已經沒有魄力了。

「我留在世上，還有什麼用？」

就這樣，沈鈞一直在醉與醒之間過了幾個月。有時候他清醒一點，就會落街買日用品——通常都在啤酒喝光之後。有一天，他買了一包炭回家。為什麼會買炭，後來他也說不出一個所以，總之當日在超級市場看到一包炭，就覺得要買回家。

這包炭放在家中好幾天，都派不上用場，甚至沈鈞有時也忘記了它的存在。

到這天，沈鈞買完啤酒回家，開了信箱，見到那封信，未開封已經臉色一沉。

那是稅單。

回到家，把信封撕開，看看要繳交的稅款，雖然有心理準備，但仍倒抽一口涼氣。他是副店長，人工不低，要交的稅自然也不少，但這都是去年的事了，現在他失業了，何來數萬元去交稅？

沈鈞倒坐在梳化上。「我究竟交上什麼霉運……」他喃喃自語，然後又開了一罐啤酒，然後又另一罐啤酒，然後……

也不知過了多久，他看看時鐘，差不多六點了。他醉醺醺的走進廚房，準備煮飯。就在這時候，他看見地上那一包炭。

「死了，也沒差吧。」

接下來的事，沈鈞說他已經忘記了，只知道忽然間就着火，他也嚇得酒醒了，奪門而逃，也慌忙拍打鄰居的門叫他們逃生。

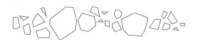

日期：二〇一一年五月十七日（星期二）
地點：小欖精神病治療中心

根據警方和鑑證科人員還原現場，相信當時沈鈞是把一張摺枱放到大廳的中央，再拿出火鍋用的汽油爐，把炭放到爐上面，然後開火。由於他喝得太醉了，一個跟蹌把摺枱打翻，着了火的炭把放在地上的酒瓶、布梳化和窗簾都燒着，再蔓延開去。原本醉倒地上的他，被火的熱力一下子熱醒了，否則他也沒可能在這裏跟我說話。

「我連自殺也不懂，又連累別人，現在坐監，人生真的沒有意義了，哈。」他苦笑着。我記得，在子瑩的報告中，他一直在自怨自艾，充滿負能量。至此為止，我都認為子瑩的判斷是正確的，他患了抑鬱症。可是，我還發現他有其他身體上的變化，如聲音沙啞、臉部

浮腫、皮膚乾燥、心跳較慢這些跟抑鬱症沒有關係的問題。

可是，問題也在這裏。他已經經過了兩個月的治療，也嘗試改過藥，大部分人都應該有一點起色，為什麼他沒改善了多少？這不是常見的現象。這次見面，雖然說不上是負能量籠罩，但那種病厭厭的氛圍，不應該是已經服了兩個月藥的病人會有的。而且在生理上，他的聲音仍然沙啞，而他自己也說，被還押之後，吃東西少了，為什麼還會繼續胖下去？而根據子瑩給他做的一些測試，記憶力也一直沒有好轉。

突然，我想到了一個可能性。這其實不難想到，但這個可能性卻跟子瑩的報告內容有不吻合之處。我立即翻開手邊那一份子瑩的報告，找到一個決定性的地方。

「我大概知道你的問題了。」我跟沈鈞說。

我請懲教署職員替我準備，我要請懲教署的醫生給沈鈞做一個全身檢查和完整的血液檢驗，而其中必須檢驗的一個問題：

甲狀腺荷爾蒙。

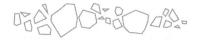

「甲狀腺功能過低症？」兩日後，沈鈞做完全身檢查之後，認識了一個自己一直都不知道的病。

「對，意指當甲狀腺不能分泌足夠激素時，身體的耗能速度會減慢。」我盡量解釋得讓他明白。

「可是，甲狀腺不是女人才有的病嗎？況且我也沒有大頸泡……」沈鈞的檢查報告還未有結果之前，我再跟他問診一次，並告訴他我的判斷，想不到他有一點點的醫學常識。的確，女性甲狀腺出問題的機率比男性高得多，就以甲狀腺功能過低症為例，女性的患病率是男性的二至八倍。但也不代表男性不會患上。

我見他對甲狀腺病好像有一點認識，就問：「甲狀腺的疾病會遺傳，你有沒有親人曾患過這個病？」

沈鈞沒有多想就說出答案：「我的媽媽和大姨媽有甲狀腺問題，但詳情我不清楚。」

果然如我所料。

沈鈞的病徵如發胖、心情不好、記憶力下降、心跳緩慢等，與抑

鬱症其實十分相似。甚至，甲狀腺的某些激素，可能會導致抑鬱症的產生。

幾日之後，沈鈞的檢查報告有結果了，如我所料，他患了甲狀腺功能過低症。我除了讓他繼續服抗抑鬱的藥物外，也開了治療甲狀腺的藥。抑鬱是荷爾蒙分泌問題，甲狀腺和荷爾蒙也會導致人患上抑鬱症，醫治時必須同時治好兩個問題，才能根治病症。

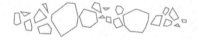

日期：二〇一一年五月二十六日（星期四）
地點：小欖精神病治療中心

跟沈鈞問診之後，我再跟子瑩在辦公室見面。告訴她，沈鈞除了有抑鬱症，還有甲狀腺功能過低症。

「這主要是一些徵狀如疲勞、煩躁、增磅等問題與抑鬱症類似。而他沒有糖尿病，甲狀腺也沒有腫大，就影響了判斷。這不算是太常見的情況。」我說：「病人之前因為不知道自己有甲狀腺問題，家庭醫生又留意不到，所以才以為只是抑鬱症。但因為甲狀腺也會有抑鬱的徵狀，所以那些藥還是有一點效用，可是後來病人自己停了藥，抑鬱的徵狀便復發了。」

子瑩點點頭，然後問：「可是，為什麼我找不到這個原因？是當中犯了什麼錯誤嗎？」

我微微一笑，不想給她壓力，但要告訴她一個事實：「妳沒有替沈鈞做全身檢查和完整的血液檢驗。」

「他說他有做過⋯⋯」子瑩吃了一驚。

「但妳手上有沒有報告？」

「沒有。」子瑩低着頭。因為沈鈞沒有親人，所以他在私家診所做的檢查，我們無從得知結果。

「他自己說沒有糖尿病、沒有脂肪肝、沒有甲狀腺問題，妳就相信了。」我感覺到子瑩有點想哭，但我還是要教好她：「每一份報告，做完之後都要重新檢視每個細節。每個人都會有失誤的時候，但碰上瓶頸，就要像偵探一樣，細心的把真相找出來。」

「對不起⋯⋯」子瑩還是哭出來了。

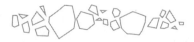

一個月後，沈鈞把甲狀腺功能過低症治好了，當然還要繼續服

藥，但再過兩個月，因為不再需要精神科的住院治療，他亦毋須留在小欖，回到一般監獄還押。一旦判刑，亦會在一般監獄服刑，但這已是後話了。

甲狀腺功能過低症的徵狀，就包括了抑鬱症；但有抑鬱症，卻不代表甲狀腺功能有問題。沈鈞的情況是，同時有甲狀腺和抑鬱症問題，那麼他是甲狀腺引致抑鬱症，還是本身有抑鬱症，後來又患上甲狀腺病？

這個問題，就很難找到答案。但作為醫生，唯一可以肯定的是，有兩個病，就兩個病都要分別治好，才能痊癒。

有關甲狀腺功能過低症

最常見的成因為自主免疫系統受損（橋本氏甲狀腺炎）、發炎受損（奎汶氏甲狀腺炎）或因過往治療而引致的損傷（放射性碘或手術切除甲狀腺）等，以致喪失甲狀腺功能。

甲狀腺功能過低症的徵狀包括：

- ◆ 體重增加
- ◆ 心跳變得緩慢
- ◆ 便秘
- ◆ 月經周期的改變
- ◆ 感到疲勞
- ◆ 抑鬱症
- ◆ 肌肉疼痛無力
- ◆ 手指甲和頭髮脆弱易斷
- ◆ 膚色蒼白，面部浮腫
- ◆ 甲狀腺腫脹

甲狀腺功能過低症的治療方法：

- ◆ 荷爾蒙補充治療：
  使用合成甲狀腺荷爾蒙藥物調節甲狀腺荷爾蒙水平。

有愛心的虐待動物？

——動物囤積症（Animal Hoarding）

日期：二〇一八年七月十一日（星期三）
地點：元朗某村屋地下層

雅雯來到屋子的面前，才驚覺曾經來過這個地方。

屋子是三層高平房，中層和高層都人去樓空，中層的窗口貼了幾張 A4 紙，上面寫上「招租」兩個字，和一個九字頭的手提電話號碼。

雅雯要去的地方是地下層。

已經是十多年前的事。地下層的屋主是高叔和高嬸，是雅雯最初加入領養組織做義務幫手時認識的。曾經有幾次，高叔高嬸請同事們到這個位於元朗的家燒烤，其中一個便是雅雯，她現在一想，腦海甚至還感覺到那一股燒烤的味道。

可是，燒烤味很快就被現場的臭味掩蓋。

「怪不得樓上的人都搬走了。」雅雯心想。

現在，她是這個領養組織的幹事。今早，她收到報告，說有人報警，稱這個地下層有很多狗隻的吠聲，日以繼夜，此起彼落，擾人清夢。領養組織有時會幫忙跟進虐待動物個案，因為這些動物之後很可能會無家可歸。

警察和漁護署職員比她先到，已經破門入屋。她聽到狗隻的嚎叫聲此起彼落，單從聲音也分辨不出究竟有多少隻。「三十隻？四十隻？很誇張。」雅雯心想。

漁護署職員用籠子把狗隻送到車上，多數狗隻都體型瘦弱，有些狗不斷吠叫，也有些無聲地伏在籠中。「二十三、二十四、二十五⋯⋯」每搬離一隻，雅雯都給牠們拍照，並數着數目。

「三十三隻！」

最後，警察押解一個六十多歲的男子出來，雅雯認得他：「高叔！」

「雅雯⋯⋯」高叔只望了望雅雯，就被警察推進警車。

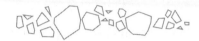

日期：二〇一八年七月十二日（星期四）
地點：正思精神健康中心

　　雅雯來到我的診所，這着實嚇了我一跳。

　　雅雯是我在領養小狗時認識的朋友。她正職是一位社工，工餘的時候在一家領養組織擔任幹事，主要負責跟進和協助動物被領養之後，在新的家庭是否能適應的問題。我領養了小狗之後，雅雯家訪了好幾次，我們談得投契，成為朋友，過年時總會傳短信問候一番。

　　「沒想過妳會上來，不是發生什麼事吧？」畢竟這裏是診所，幾乎所有人來，都是有一些精神病患的問題。

　　「不是我有病。」雅雯一如以往的機靈，知道我心裏想什麼。她接下來道明來意：「我有一個朋友，他正在警署被扣留，我不知道他會否被檢控。我害怕他有精神病，想請妳幫忙，如果他得到保釋，我固然能帶他來，但如果他不能保釋，又能否給他做檢查之類？」

　　雅雯總是有着社工一樣的細心。她怕那位朋友會被還押，想在我口中要點專業的知識。我大概告訴她如果要還押，會經過什麼法律程序，之後她告訴我這個朋友的情況。

「我的朋友名叫程高，我們叫他做高叔，今年六十五歲。他是一個很有愛心的人，曾和太太一起在我們的領養組織工作，家中也養了幾隻狗，都很可愛的。後來高嬸去世了，高叔再沒來我們這裏，而我們也失去了聯絡。昨天，我們收到消息，元朗一間村屋有虐待動物的案件，才發現事主是高叔。」

是程高的新鄰居報警的，就住在程高寓所對面。因為他常常聽到程高家中傳出此起彼落的狗吠聲，但從未見過這個家的主人，更不要說看過他出來溜狗了，而且屋子愈來愈臭，所以擔心屋子是否一直沒有人。後來證實，程高一直在家，但家裏亂髒髒的，非常多雜物，過期報紙雜誌飯盒等亂灑一地。三十三頭狗和一個人住在這裏足不出戶，程高被懷疑虐待動物，被帶往警署。

「高叔以前是一個十分乾淨整齊的人。」雅雯說：「現在的他，和我認識的高叔並不一樣，我覺得，一個好人，變成這個樣子，會否因為有病了？妳可以幫一幫忙嗎？告訴我有什麼可能性。」

「我想我必須見一見他，才能知道他是否患了病。」我說：「即使真的有病，也有很多可能性，如他患了抑鬱症，情緒低落，因而照顧不了動物；也可能是強迫症，強迫自己儲動物，像集郵一樣，甚至有一個專門囤積動物的病，叫做動物囤積症；另外，妳說妳的朋友是長者，那麼也可能是失智症，因為腦部退化，失去打理家務的能力，也忘了之前已經收養足夠的動物而不斷添加。這都要親見患者才能判斷。」

「如果可以保釋，我立即帶他來見妳，謝謝！」雅雯又露出那個讓人舒服和窩心的微笑。

程高在後來獲得保釋，但還不知道會否被起訴。無論如何，我請雅雯盡快帶程高來我的診所，如果真的有病，是需要醫治的，起訴與否，只是我接到工作的方式不一樣，又或者是由不同的精神科醫生負責而已。

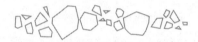

日期：二〇一八年七月二十七日（星期五）
地點：正思精神健康中心

雅雯帶程高來到之後，就留在房外坐着。程高看來頗精神，灰白的頭髮有點長，穿上黑色的襯衫，顯得有點瘦，皮膚有點白，看來年輕時不是常在太陽底下活動的人，我估他是寫字樓的文員。

「何醫生，你好！」我也回應一句「你好」。我很喜歡有禮貌的病人。

「你很喜歡狗，對嗎？」沉默了一下，我決定先打開話匣子。

「唉……牠們還不能回家，不知道牠們現在怎樣？漁護署會否給牠們吃東西？」程高的聲音比較低沉，說到狗的時候明顯帶着情緒。

「能夠說說，什麼問題讓你上了警署嗎？」我打斷了他的情緒話，請他入正題。

「唉，我也不大清楚。」他的嘆息十分真心，臉上也頓時掛上「失落」兩個字：「他們說我虐待動物，什麼《防止殘酷對待動物條例》。我程高，照顧動物幾十年，牠們活得好好的，怎會虐待牠們？我沒有打牠們，沒有罵牠們。牠們在我家生活得十分健康快樂，為什麼會說我虐待？現在我也不知道牠們在哪裏，什麼人照顧牠們，我怕漁護署會把牠們人道毀滅，這就是虐待了！唉，如果牠們沒有我陪伴，不會快樂的。」

程高突然表現得有點暴躁，我要停一下，讓他冷靜情緒。

過了三分鐘，我再次發問：「談談你養了什麼動物？聽說有許多隻。」

「我養狗，大約二十、三十多隻吧。」

「沒有確實數目嗎？」我問。

程高認真的在想，一直在搔頭，卻搔不出答案。

「可以說說，每隻狗是怎樣領養的嗎？」

「要每一隻都說嗎？」我點一點頭，他續道：「我盡量吧。第一隻是……」

想不到的是，他說的是一個愛情故事。

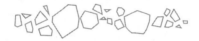

日期：一九八三年至二○○八年

程高的第一頭狗，是在三十歲時領養的。他從小就喜歡狗，是因為小時候受一套卡通片的影響，那是一套以一隻貓為主的卡通片，但他特別喜歡裏面的一頭狗，覺得牠很忠心、又有點戇直，很可愛。之後，他興起養狗的念頭，可是他住公屋，並不允許。大學畢業之後，程高在銀行找到一份穩定的工作，幾年後決定搬出來一個人住，主要是方便上班，也想擺脫父母的束縛，更是想養狗。

他到領養中心看中一頭史賓格犬，黑白色的，很可愛。小狗名叫阿伸，只有一歲，程高滿心歡喜的把牠帶回家中，悉心照料。銀行的工作十分繁重，上司也是一個有野心有壓力的人，程高每天都感到身心疲累，但每晚回到家，只要帶阿伸到海旁逛逛，就覺得身心舒暢，不開心的感覺全消。

很快，溜狗變成他每天都期待的節目，因為會見到她——方靜，另一個溜狗的愛狗之人。他們幾乎每天都在同一時間帶狗去散步，方靜溜的是有點高貴的可卡貴賓犬，名叫卡卡，但即使程高愛狗，也覺得這頭貴賓犬不及方靜吸引，她略白的皮膚、及肩的黑髮，給程高一種「可以照顧我嗎」的信號。可是，程高不懂搭訕，正苦惱如何結識方靜時，阿伸幫他一個大忙，兩隻狗比主人先投契起來。

　　他們最初寒喧，然後交換電話，繼而在家中煲電話粥，再出來約會，三年後，二人決定結婚。原來，方靜不能生孩子，不過程高也不介意，而在結婚之後十個月，他們再領養了一頭瑪律蒂波，當成是他們的兒子，並起名 CF，就是「程」和「方」字的英文字開頭。

　　這時候，他們養了三頭狗。

　　結婚五年之後，他們有一個朋友因為移民，想送三頭狗給他們。

　　「六頭狗，我們能夠照顧到嗎？」程高問。

　　「沒問題的吧。」朋友盛意拳拳，他們二人又可憐三頭狗沒有主人，所以便把牠們帶回家。

　　二人真的喜歡狗，方靜甚至辭了原本的工作，改到領養中心上班。程高在假日也會去幫手，二人因此而認識了同在那裏工作的雅雯。

時間過得很快，這一年，程高五十歲了。

「這間房有點小。」方靜說。由於收入不錯，又投資有道，二人決定在元朗買一層村屋。

「買地下樓層，有一塊草地，給狗狗玩。」

「不只給狗狗，也是給你。」方靜指着程高說。原來，程高有收藏的愛好，紅酒、書、茶葉、古玩等，但他亦有嚴重的收集癖，報紙雜誌、包裝紙等沒用的東西，都不願意丟掉，每次家裏開始有點擠迫，沒地方時，方靜就會偷偷的丟掉一些——方靜當年有跟雅雯談過這個問題，她也不知道程高是否知道方靜偷偷丟掉他的東西，總之他沒有吭聲，方靜就暗地裏維持一個家的整潔。

搬到更大的地方，讓程高能夠收藏更多的東西，是方靜的想法——當時社會對精神病的認識不深，不知道這種囤積症是可以醫治的，她只當成是程高的缺點；其實方靜應該要帶程高到精神科醫生醫治。

但那是後話了。為了慶祝搬家，他們又領養了一頭史賓格犬，取名小伸，取這個名稱，是因為阿伸在幾年前老死了，這就當作是為了紀念牠。

原本幸福美滿的家庭，在程高五十五歲的那年迎來痛擊。

方靜驗出了血癌。這個病，來得快去得快，三個月後，方靜撒手人寰。

程高還來不及悲痛。

日期：二〇一八年七月二十七日（星期五）
地點：正思精神健康中心

程高說得熱淚盈眶，雖然已經是十年前的事，但時間並不能洗刷對亡妻的感情。

他拿出紙巾，抹一抹眼淚。他沒有忘記，他是說他的狗隻是怎樣領回來的，而不是說他的感情生活。

「妻子死後，我有一段時間不能工作。反正都接近退休年齡，也有一點積蓄，我就索性辭掉銀行的工作，好好休息一下。」程高頓了一頓，然後說：「有一天，我在家附近的山坡上看到一頭狗，牠望着我，我又望着牠。我向牠走近，牠又不抗拒我。我掃一掃牠的毛，牠

又乖乖的坐在那兒。我陪伴了牠一小時，見也沒有人來找牠，想必是流浪狗吧。我叫牠做阿山，因為是在山邊找到牠的。」

説完，程高又再做了一個思考的表情：「接下來，也是在家附近找到另一隻，這隻是叫元元還是凡凡？忘了，開始記不起來了。」程高用手蓋一蓋眼睛，「呀」一聲的叫了一下：「只是説到第九隻而已，還有很多啊。後面那些真的想不太起來。多是在家附近的山坡，行山時候遇到的。對了，有一隻母狗在大約三年前誕下三隻小狗出來。」

「這麼多狗隻，你都會給牠們起名字嗎？」

「當然會，每一隻都有名字的：QQ、里奧、拖肥、Cherry、明明……」

三十三隻寵物之多，記不住所有名字和每一隻的來源，有時反而是正常。我暫時在這裏打住，請他談談其他問題。

「太太逝世，你很傷心吧。可以談談當時的情況嗎？」

程高沉吟了一下，説：「當時很傷心，她是我人生的全部啊，她走了，就剩下我一個了。那時候傷心得要死。我已經退休了，百無聊賴的，唯有跟狗狗玩樂的時候，有點……有點好像她也在跟我一起玩的感覺。漸漸地，我每天就只有跟狗狗玩耍。」

我點一點頭。原本心裏想問他，之後接一些流浪狗回家，是否跟太太逝世有關，但他也剛好說到這一點。

「養小動物是我和太太的心願。後來在山上，剛才說過了，見到阿山孤零零一個很可憐。那時候覺得，牠像我一樣可憐，沒人照顧。但想着想着，不，我還有其他狗狗陪我嘛，但阿山沒有，如果帶阿山回家，牠不就不可憐了嗎？因此我決定一定要好好照顧牠。對了，這是我第一次沒有經過領養組織拿小狗回家。」

我想，妻子的逝世，令他有抑鬱症吧。雖然只是一個推斷，因為回不到當時去掌握他的真實心理。但不斷的帶狗回家，也明顯地是一種病態了。

我結束了這次問診，但感覺到，還沒掌握足夠資訊。這時雅雯進來，帶來一些資訊。

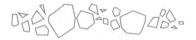

日期：二〇一八年七月二十六日（星期四）
地點：元朗某村屋地下層，程高寓所

一天前，即七月二十六日下午，雅雯約了程高家訪，看看有什麼可以幫忙。

「辛苦了。」程高對雅雯的照顧滿是感激，也有點不好意思。

「沒關係，我們是朋友嘛。」二人說着，來到程高的家，一開門，只感到有一股難聞的氣味，有狗隻的排泄物味道，也有垃圾的味道，衛生情況有點惡劣。

「為什麼開不了燈？」雅雯一邊試着按鈕，一邊問。

「沒電了，不用電吧，有陽光。」程高淡淡的說。但他的家實在有太多雜物，堆疊得把窗口都遮蓋，陽光只能從縫隙間透進來。而且異常擠迫，即使三十三隻狗不在，但仍然覺得很擠迫，因為這裏還有許多其他東西。

不錯，說他的家像垃圾崗也不為過。

「為什麼會這麼亂的？」雅雯望向程高。

「沒什麼問題吧，一向都是這樣。」程高笑說。

「為什麼不丟掉？」雅雯隨手拿起一個鞋盒問程高。

「還有用，不能丟。」程高有點情緒的搶回自己的鞋盒，隨意放在一旁。

雖然有接近七百尺的居室，但走進來後的感覺根本跟劏房並無二致，更不用說之前還有三十三隻狗。這裏有堆疊得比人還高、隨處亂放的報紙雜誌、包裝盒、宣傳單張、汽水罐等。雅雯隨手揭一揭那些發黃的報紙，竟然是十年前的，還感到有狗隻便溺的味道。她再檢查那些盒子，竟然有吃過、還有殘漬的飯盒。當然還有大量狗糧的盒子，單從肉眼看已經知道有許多年月。整個家，除了浴缸、半張睡牀，以及有一條小徑出入房門跟大門，其他全都是雜物，陽光根本透不進來，讓人透不過氣。

「程先生，你平常有沒有跟家人聯絡？」雅雯想，雖然曾經跟程高共事，但她原來一直不大清楚程高的生活背景。

「我父母一早死去了，我是獨子，也沒有兒女。太太死後，也沒有特別跟外家聯絡，聽說都移民到加拿大了。」程高淡淡的說。

之後，雅雯問了他一些生活上的問題，話題才回到狗隻身上：「那麼，你平常如何照顧狗隻？」

「我喜歡跟牠們玩，牠們常撲在我身上，很開心呢。至於糧食也是充足的，牠們不會餓壞。」但雅雯認為，這裏的狗隻都偏瘦，三十三隻狗，一日要吃多少狗糧？她憑狗糧包裝上的食用日期判斷，覺得分量未必能餵飽牠們。

接着，雅雯從手袋中拿出一疊相片，說：「這是狗狗們從你家搬

走時，我拍攝的。可以告訴我這些狗狗的名字嗎？我想到漁護署跟進。」

「這是小伸嘛，現在是老伸了。」程高一眼就認出其中一隻狗的名字，之後還能説出一兩隻，明顯是較早期養的，但對其他狗隻，卻有點猶豫：「這是 Cherry？不對。這一隻有點面善，這一隻……我應該記起來了，為什麼記不起？等一下，這幾頭狗應該不是我的吧？」

他再沒有認出自己的狗。雅雯在診所告訴我這一點的時候，她説她感到驚訝，但其實，一切都在我意料之內。

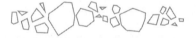

日期：二〇一八年八月九日（星期四）
地點：法醫精神科醫生何美怡寓所

兩星期後，我回到家，跟家人吃過飯，在他們都睡覺之後，就開始整理程高這個案（當然也有其他案件要處理）。

對啊，法醫精神科醫生的工作，就是這般忙碌，尤其私人執業之後。

首先，程高患的是囤積症，意指過分和過度去收集物件，數量龐大得根本不是一個人可以承受的，而這些物件一般對這個人沒有用途，但他還是要堅持收集，最後導致房子塞滿東西。看程高家的舊報紙、舊雜誌，還有收藏盒就知道了，令一個七百尺的地方變得不能住人。

由於程高沒有家人可以提供資料，我們不能知道他的囤積症是什麼時候發生的。但根據他的朋友、也是社工的雅雯所說，程高逝去的妻子提及他有儲雜物的習慣，相信這已經是長期的問題。妻子還在生的時候，在背後幫忙收拾，暗地裏替程高解決了問題——但不是醫治好他的病，正確的做法是帶他去看精神科醫生根治問題。無論如何，當妻子死後，程高的囤積症一發不可收拾。

而最重要的是，程高一直覺得這樣的房子並沒有什麼問題。但要他丟棄那些雜物，卻會感到困擾。

接下來是動物的部分，他患的是「動物囤積症」。

程高對動物有愛心，這是無可置疑的，他認為自己一直在幫助動物，在街上找流浪狗回家飼養。可是，他沒有意識到，他無法為動物提供平等和生存所需的最低營養、住所和醫療環境，這等同虐待動物的罪行。

相反，在心理上，他強烈依賴動物，完全無法容忍讓動物離去，

狗隻被漁農署帶走之後，每逢談到這個問題，他的情緒明顯不穩。

這類患者有一些徵狀，在程高身上都有發現，比如當我詢問養了多少頭狗的時候，他回答得並不確切，也無法一一認出自己的狗，特別是後來收養的流浪狗。

而他亦不認為，屋子的環境並不適合狗隻居住，即使屋內充滿了狗隻便溺的臭味，還是覺得沒有問題。他堅持他有每天跟狗隻玩，也有給他們狗糧，但分量明顯並不足夠。而後來從雅雯那裏得回來的資料，其中的八頭狗一直有病，但程高沒有發現，也沒有帶他們給獸醫診治。

與真正虐待動物的犯人不一樣，動物囤積症的患者並沒有主動傷害動物，他真心認為自己的做法對動物好；但也跟真正的飼育家並不一樣，因為他沒有理性去經營一套飼養心得。患者沒有思考自己的飼養能力而不斷增加飼養動物的數目，最終釀成惡果。

目前，醫學界還未能找出動物囤積症的成因，但有醫學文件指出可能與童年創傷、成長經歷、生活壓力、遺傳基因和性格有關。不過這方面我能掌握程高的資料並不足夠。而患病的好發族群為中老年人士，當中單身、曾離婚或獨居人士較多，這與程高的情況吻合。

囤積症和動物囤積症，就是有關程高這個個案的結論。

後記

根據香港《防止殘酷對待動物條例》（169章）及相關規例（169A章），任何人如採取或不採取行動，導致動物遭受不必要的痛苦，已屬虐待動物。

不過，在香港，虐待動物的檢控率不高，不知有沒有關聯，總之程高並沒遭到起訴。

但他作為我的病人，把他治好才是對動物最好的辦法，畢竟他是真的愛狗之人。

然而，囤積症的治療是一場長期作戰，我給他開了一些藥物，並介紹了一位心理專家給他，程高是一個很好的病人，努力配合治療，兩年過去，效果也不錯。

雅雯給他的幫助也很大，她請了清潔公司替他的家做大掃除，還定時做家訪。她請程高「復出」，到領養組織做義工，讓他接觸這個社會，不致於每天鬱悶在家。

「他在領養中心也接觸了很多動物，有了寄託，暫時未打算領養小狗回家。」雅雯說：「希望接下來他會活得更好吧。」

動物囤積症是否精神病？

二〇一三年出版的《精神疾病診斷與統計手冊》第五版（DSM-5），並未將動物囤積症列為囤積症的子分類，只是將動物囤積症描述為與囤積症相關的疾病，其定義是「大量動物的蓄積，沒有提供最低限度的營養、衛生和獸醫護理標準，也沒有對動物的狀況惡化（例如疾病，飢餓，死亡）和環境（例如嚴重的人滿之患）採取行動，讓動物身處極端不衛生的條件）。」

囤積症定義

DSM-5首次將囤積症定義為精神病，並有以下六個特點：

一　病人難以丟棄囤積物品，即使那些東西已經不值錢，但永遠都想把它保存下來。

二　囤積行為是因為病人覺得需要收藏，如果丟棄了會感到困擾。

三　由於物品的囤積，造成病人生活空間擁擠和凌亂，影響物品的用途和品質。如果生活區域整潔，只是因為第三方（家人，清潔工人等）的干預。

四　囤積習慣影響到病人的工作、人際交往，以及其他發展（包括維持一個安全環境）或病人會感到困擾及傷害。

五　囤積習慣並非由生理疾病（諸如腦血管疾病等）造成。

六　囤積習慣並非是精神疾病（諸如思覺失調症等）的症狀。

此外，DSM-5也建議把「過度收購」（即是家裏沒空間放了，而且其實用不到，仍然要買）的行為，列入囤積的指標之一。

不要亂服減肥藥！
——減肥也會導致思覺失調（Psychosis）

日期：二〇一八年一月二十四日（星期三）
地點：愷伶荃灣寓所、中環港鐵站

「早晨！」跟管理員打招呼，是愷伶每天出門的習慣。

「放完大假，要上班了！」管理員向她機械式的揮一揮手。

「對啊！」愷伶心想，管理員真的夠專業，連她放了長假，也會留意到。

夏天的陽光，灑在臉上，但愷伶不覺得陽光會讓她精神飽滿。畢竟今天有三個會議，如果不是今天要開會，她會繼續放假。

放假，是因為她感到有危險。

有人正對自己不利。

就在假期的前一天，她發現有個像特工一樣的男人，在跟蹤她。

　　今天，看似平靜的街道，愷伶很快就覺得不平靜，她感到後面有一個人緊跟着自己，愈走愈快的尾隨着。她回頭瞥了一眼，是一個女的。「組織這次派一個女的來了。」她不想輸，原本希望用繞道、回頭等方法擺脫這個跟蹤者，但她真的要上班，「不能在這裏跟她玩」，於是只有加速，向着地鐵站前進。

　　可是，跟蹤者也跟着加速。「哪有這種沒水準的跟蹤者！」她回想，上星期那個男的就屬害了，她以為擺脫了他，卻冷不防他在前面迎面出現，幸好自己應變能力出色，立即利用其他人的身體掩護，對方才沒有發現。

　　愷伶走進地鐵站，跟蹤者也走進地鐵站；愷伶快步跑上電梯，跟蹤者也快步跑上電梯；愷伶上到月台，列車剛剛來到，她上了車，跟蹤者也上了車，就在旁邊的一道門。

　　愷伶緊張的用眼尾鎖定跟蹤者位置，只見那個女人不停滑手機，狀甚專心，但愷伶知道，跟蹤者無時無刻都留意着自己，如果自己突然在下一個站離開車廂，她一定跟從。

　　不過，也是同一個原因，今天要開會。愷伶必須盡早上班，準備會議，不能做這種擺脫跟蹤的實驗。

時間過得特別慢，列車終於到站了，愷伶下車，果然跟蹤者也下車，愷伶連走帶跑的，那個跟蹤者竟然也跟她一樣。「竟然明明白白的纏上來？為什麼？」愷伶一邊急步走，一邊想：「我知道了，以往都是跟蹤，今天是來刺殺的！」想到這裏，愷伶的戒備之心就增加了，她感覺到跟蹤者愈來愈近，只要到伸手觸及之處，對方就會拿出菜刀來斬自己了！

　　「幸好，我早有準備！」愷伶從手袋中找出一把剪刀，大概三個星期前，她發現被人跟蹤之後，就在文具店買了一把剪刀，放在手袋中，作防身之用，只見跟蹤者愈跟愈近，愷伶也刻意放慢腳步，準備一決勝負，就在跟蹤者差不多走到身後時，她冷不防一轉身，用剪刀向後一揮！

　　可是，她背後沒有人，那個急步的跟蹤者並不在身後，而是在旁邊！愷伶一擊不中，回頭再朝着跟蹤者一揮，大叫「不要傷害我！」跟蹤者嚇了一跳，慌忙向前走避，愷伶兩刺不中，欲向跟蹤者衝過去，可是她卻跑不動了，因為兩個途人合力制服了她，把她按在地上。

　　警察來到，愷伶後來被控傷害他人身體罪。

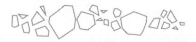

日期：二〇一八年五月七日（星期一）
地點：正思精神健康中心

「替我看看這個病人，好嗎？」律師荳荳親自來到我的診所，其實我約了她一起吃午餐，她早來到，順便交帶工作。

「妳交來的人，怎敢不看？」我笑着說，接過她手中的文件。

「她叫愷伶，二十五歲，女，被控在街上亂揮剪刀，就是意圖傷人了。沒有刺中，沒有人受傷，但有一個女途人被她追着來刺，受了驚嚇，那人的老闆好像有點背景，不肯庭外和解。我見過愷伶了，覺得她說話有點問題，就看看她是否生病。」

「那個女途人是怎麼回事？為什麼特別要刺她？」我隨手翻一翻文件，見到愷伶的身分證副本，雖然有點模糊，但都看到是一個臉圓圓的年輕女子。

「愷伶說，女途人要跟蹤和暗殺她。」荳荳說着，看看手表，說：「她說那個女途人在她的屋苑埋伏和跟蹤她，一直跟着她乘地鐵到公司附近。但根據女途人的口供和資料，她與愷伶根本並非住在同一個屋苑，也沒有搭地鐵，她是乘巴士上班的，因為塞車，怕遲到，所以下車後急急步的走，她也沒有留意到在她前方，有一個同樣急步走的愷伶，所以當愷伶向她揮刀的時候，她着實嚇了一跳。」

「就只是聽妳說，也覺得她有點無辜受驚的感覺。」我站了起來，因為差不多午飯時間了。

「女途人因為要落口供，不能上班，連累老闆損失一盤生意。」荳荳也跟我一起站起來。

「難怪了。」我們一邊說，一邊離開診所。

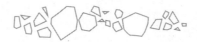

日期：二〇一八年六月五日（星期二）
地點：正思精神健康中心

一個月後，荳荳帶了愷伶前來，她的父母也一起來了。

愷伶一頭及肩的長髮，染了一點啡色。長相跟照片一樣臉形圓圓的，少女的身形，有一點點肉，偏胖但不算肥，在我眼中這個身形蠻不錯的，配上粉紅色的連身裙，感覺很健康。

我請荳荳讓她的父母到外面等候，讓我單獨見她。愷伶坐下來之後，深深吸了一口氣。我坐在她對面，很清楚的感覺到她的緊張。我讓她冷靜一陣子之後，才問她有關跟蹤的事。

「最近一兩個月，我發現一直有人跟蹤自己。不知道是什麼人，也不知道他們會對我做什麼。」愷伶說：「每天跟蹤的人都不一樣，有男有女，有些年紀大的，但以三十多歲為主吧，我覺得是集團式的、有目的的。但有什麼目的？我不知道，我也有想過，是想綁架我然後勒索爸媽贖金？是想把我的腎臟割掉來賣？還是我得罪了什麼達官貴人或是黑社會什麼的，要來尋仇填命？」

　　愷伶又再深呼吸一口氣，說：「我只知道，我害怕那些人會對我不利，一直都非常害怕、非常害怕。」

　　我用眼神鼓勵她，請她繼續說。

　　「他們有時在上班的時候跟蹤我，有時又會在下班的時候；更厲害的是，他們連我約朋友去玩也知道，還是二十四小時在家門前守候？我幾乎每次出家門，不久他們就會出現。最後，我覺得躲在自己家中是安全的，他們還沒有爬窗來觀察我，我在窗口向下望，也見不到他們。所以，如非必要，我都不出門，每次家人要我上街吃飯，我也會說自己要減肥，所以不吃晚飯了。可是，無論怎樣躲下去，我還是要上班。」

　　「有向朋友傾訴過這個煩惱嗎？」

　　愷伶想一想，說：「我有想過告訴爸媽，或者朋友，但如果告訴別人有人正在跟蹤自己，他們一定會覺得我精神有問題，就像現在一

樣，他們要我看精神科醫生了。」

「那麼，為什麼手袋中會有一把剪刀？」

「自從知道有人跟蹤我之後，我一直很害怕上街，我放了五天假期，但因為有一個必須出席的會議，我還是要上班；而且晚上去應酬的話，會比較晚才能回家。所以我想，應該要帶一些東西防身。我原本想帶防狼器之類的，但不知道在哪裏買，所以我在文具店買了一把剪刀，假如有事發生，就會拿出來保護自己！」

接下來，她開始解釋事發當日的心路歷程，如何看見跟蹤者，如何想擺脫跟蹤，什麼時候想反擊，直到拔出剪刀，大叫「不要傷害我！」即使後來警察和律師都告訴她，女途人只是剛巧同路，愷伶也不相信。「我一離開住所，就見到她了，不會錯的，我雙眼真的看到，沒有騙妳們啊。而且不只一次，而是每次上班下班都見到，不可能是幻覺吧。」

不，這可能是幻覺，但要進一步檢查才能確定。初步估計，她把出門之後遇到的幾個途人搞混亂了，可能將不同人物，誤以為是同一人；也可能根本沒有跟蹤她的人，全都是幻覺。

接下來，我問她有關童年和成長。打開話匣子之後，她十分健談，也把事情說得很仔細，就連情緒都表達出來，是一個出色的演講者。我發現，只要不涉及跟蹤，她的思想和說話跟平常人無異。

我大致掌握了基本的資訊之後，我請愷伶的父母跟我談談。

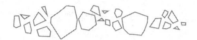

愷伶的父母，大約四十多歲，來自典型的小康家庭。愷伶父親是一個小胖子，臉圓圓的，戴上一副方形的眼鏡，笑起來的時候看不到眼珠，感覺是脾氣很好的好好先生。愷伶母親留有一頭捲髮，臉上帶點威嚴。如果父母教育子女有所謂的黑臉白臉，很明顯父親是白臉，母親則是黑臉。

我請他們談談愷伶的日常。

「愷伶是我們的獨生女，我們很早已經知道，不可以太寵她，所以我們還未生愷伶之前，已經學習如何做一個好的父母。」回答的是愷伶母親，似乎她是這個家庭的核心。「所以，在我們的教導下，愷伶從小就很乖巧，努力讀書，成績中上，總是全校十名之內，一直很順利的讀到大學。大學畢業之後，最初一間公司請她做文員，後來老闆覺得她適合當秘書，就改聘她為秘書，短短幾年工作經驗，就只有這間公司。」

「還有就是……」愷伶父親接着說：「愷伶她不煙不酒的，她曾經說過，老闆要她學習喝酒，好讓應酬時不會被灌醉，但她寧願推酒都不想喝酒，說太苦了。」

「她有説過工作壓力什麼的嗎？」

「有時會抱怨説工作很忙很累，但都是正常的抱怨，至少除了應酬，每晚可以回家吃飯。」愷伶母親説。

「早年的壓力都在減肥身上。」愷伶父親説：「她一直都想減肥，但沒多少成果，她不喜歡做運動嘛。但近幾個月也真的明顯瘦了，減肥成功，應該沒什麼壓力了吧。」父親説着，從手機滑出幾張家庭照，照片中，愷伶的確比我見到的真人胖了差不多十幾磅。

「對啊，她一直以來都是一個小肥妹，長大後，她愈來愈介懷自己的身形，一直希望自己能變瘦。」愷伶母親説着，也掩不住一絲笑意，大概是見到女兒變漂亮了，有點自豪吧。

「明白了。」我説。看來，愷伶的成長和工作沒有特別奇怪的地方，但我必須單刀直入，問他們一家會否有精神病史。

「我們的家庭背景很正常，沒有精神病史。」愷伶母親説罷，父親再補充：「遠房親戚都沒有，至少對上三代，這個我們都可以確定。」

我點一點頭，再問：「近幾個月有發現她有奇怪的地方嗎？」

「坦白説，我們都不知道她患病，什麼思覺失調的徵狀，我們真的完全不知道。」愷伶母親斬釘截鐵的説，但愷伶父親卻立即提出異議：「不不不，上星期，她突然把自己鎖在房中，吃飯都不出來，又叫我們出門時要小心一點，但我們問她發生了什麼事，她又説沒事發生。」

「噢，對，我想起來了。」愷伶母親説：「我有留意到她只躲在房中，我以為她工作忙碌，需要休息，所以才沒有出門跟朋友去玩。」

我想，這是因為當時她只是病了一個月左右，家人還未意識到，那是思覺失調的問題。

「事發之後，我跟她談過幾次。」愷伶父親説：「她一直堅持有人跟蹤她，是一個大集團，聽來很匪夷所思，但只要不談跟蹤什麼的，她的行為和對答都很正常。」

看來愷伶的病，是在這一個月內發生的。

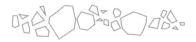

接下來的日子，愷伶覆診了幾次，經過詳細的檢查，認為她有初期的思覺失調徵狀。之後也替她驗血、照腦，發現她的身體沒有其他問題。至於思覺失調的原因，就比較難説，她工作上不算碰上太大問

題，但每個人承受壓力的能力都不一樣，可能是因為工作也說不定。

但病徵很明顯是思覺失調，所以對症下藥就可以把問題解決。

我當時以為，就是這樣的簡單。

日期：二〇一八年十月十八日（星期四）
地點：正思精神健康中心

「大醫生，愷伶的案件，兩星期後就要上法庭了，我在等妳的報告啊。」四個月後，荳荳又來找我吃飯，但習慣都會拿一些公事催迫我一下。

「沒問題，差不多寫好了。」我笑着，拿起手袋。

可是，事情並不是這麼簡單。寫報告固然沒有問題，但問題是愷伶的病情進展緩慢。不能說沒有好轉，至少愷伶不會帶剪刀出街了，但她還是偶爾覺得有人跟蹤她，會對她不利。

最初的藥物不太起作用，我只好把劑量加重，亦換了一些藥，才有一點點進展。但藥物也會帶來一些副作用，如嗜睡、體重增加。

日期：二〇一八年十月二十五日（星期四）
地點：正思精神健康中心

　　「何醫生，這些藥不行啊。」由於四個月內接觸得比較頻繁，愷
伶面對我時已經不像最初一樣緊張，變得有話直說。其實很多病人都
會這樣，有些治療情況較佳的甚至把我視為朋友，痊癒之後還不時上
來找我聊天。

　　「藥物有什麼問題了？」我問。

　　「妳看，我又變胖了。」她說着，站了起來，捏一捏腰間的肉，
說：「我想應該是藥物問題吧，我常常覺得很想吃東西、很想吃東
西、很想吃東西！重要的事要說三次！每隔一兩小時，我就會想吃東
西，我以前可是一個為了減肥連續三十小時不吃東西的人啊，怎會如
此沒有意志？一定是妳的藥，是妳的藥令我變胖。」

　　「其實副作用在一段時間後會慢慢減少的，但妳現在也不胖呀。」
我只好安慰她一下。

　　「我比之前胖了很多，而且我小時候是很胖的，如果不好好控
制，就會回到以往的身形了。」她說着，拿出手機，滑出一些幾年前

第
一
部
分

的家庭照。我記得她父母也曾經有過這舉動，只是當時不知道，她的身形會是治療的障礙。

我還在想如何應對，冷不防她說了一句話：「醫生又不願給我更多的減肥藥，妳又一定要我吃這些藥⋯⋯」

「什麼減肥藥了？」我好像在迷霧中找到一個身影。

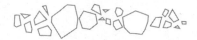

日期：二〇一八年九月二十日（星期四）
地點：愷伶荃灣寓所

愷伶站上電子磅，眉頭深鎖。

「為什麼會胖起來？」她嘆息了一聲。

她站起來，打了一通電話：「我是愷伶，想見醫生，覆診卡號碼是⋯⋯沒有問題，下午四點鐘。」

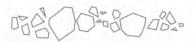

「醫生，減肥藥沒有用，我又胖起來了，可以一天多吃一粒嗎？」下午五時，愷伶等了一小時才見到醫生，一進去就直接說出要求。

「當然不可以，減肥最好不要服藥，要多做運動，藥物只是輔助，分量不能過多，過多的話就會有副作用了。」醫生說着，滔滔不絕。

「可是，我現在真的胖了啊。」愷伶站起來，差點要露出肚子給醫生看，醫生耍手拒絕，要她回到座位上。

「妳還沒有告訴我，平常有沒有做運動？」愷伶搖頭。醫生續說：「減肥藥不是萬能的。平日生活也要有足夠健康才成。」

愷伶見醫生不願加藥，那也沒法子。其實，她腦海中藏了一個問題，很想問醫生，但又不敢問：會否那些精神科藥物才是導致自己肥胖的元兇？尤其是，上個月何醫生才換了一批藥，之後好像胖得有點快⋯⋯

可是，她不敢問。她不想讓醫生知道自己正在服用精神病藥物。她覺得自己沒有精神病，可是她現正被控傷害他人身體罪，她感到迷惘，爸媽一再說要她服藥，還早晚都看着她、迫她服藥，她不想再令爸媽擔心了，只好聽從。

原本，她不知怎麼辦，但忽然想起：家庭醫生不給她加藥，不如

叫精神科醫生減藥？

日期：二〇一八年十月二十五日（星期四）
地點：正思精神健康中心

　　我一再追問才知道，愷伶在案發前六個月開始服用家庭醫生開的減肥藥。

　　其實，我們第一次見面時，我已經問過她的病歷，例如有沒有糖尿病、血壓高等，也有問過她有沒有服用長期藥物。現在一問之下才知道，她當時不認為減肥藥是長期病患的藥物，甚至不認為這是她認知上的「藥」，所以一直都沒有想到需要說出來。同樣地，她也不認為要告訴家庭醫生正在服精神科藥物。其實，精神科也好，家庭醫生也好，病人提供的資料愈充足，醫生才能真的對症下藥，繞少一點彎路。

　　聽完她的陳述，我請她立即打電話回家，請她告訴父母，要他們為減肥藥瓶拍一張照片給我看。

　　「不可以，我不想他們知道我服減肥藥……」愷伶面有難色。

這是她的私隱，我也不好勉強，於是說：「那麼，妳現在回家，然後給減肥藥瓶拍照，用信息傳給我，好嗎？」愷怜點頭答應。

我這樣心急是有原因的。如果問題真的出自減肥藥，她必須立即停服。加上我一直找不到一個合理的患病理由，故此我相信，超過百分之五十機會，這隻減肥藥就是答案。

在愷伶離去後大半個小時，我的電話響起來，愷伶把減肥藥瓶的照片傳來了。

我一看藥名，再上網對照它的藥物成分，證實了我的推測。我給愷伶傳了一個信息：「妳立即停服這一隻減肥藥。」

日期：二〇一八年十月三十一日（星期三）
地點：正思精神健康中心

一星期後，愷伶再來覆診。她很乖，在信息中答應我不吃減肥藥，今天我當然也要給她解釋。

「這一隻減肥藥，含有安非他命，這成分才是令到妳有思覺失調的原因。」

愷伶呆了的望着我，我繼續解釋：「妳很乖，願意服我給妳的藥物，我知道妳不相信自己有病，仍然相信有人跟蹤妳。但我想告訴妳，如果真的有一個什麼集團想跟蹤妳加害妳，可能就是這粒藥了。我判斷，妳的體質對安非他命特別敏感，服後會產生幻覺，這是妳以為有人跟蹤妳的原因。」

愷伶好像有點動搖。

「我不是亂下這個結論的。」我再加大游說的力度。我沒有權力禁止她吃減肥藥，只能跟她講道理了：「妳一直服藥，但進展緩慢，理論上妳的病情不算嚴重，不應該要加重劑量的。現在一切都有答案了，因為減肥藥的安非他命，令到我們的治療藥物起不了效用。安非他命一直跟治療思覺失調的藥對抗着。如果不停減肥藥，妳的病是不會好的。」

「可是，我會變胖，怎麼辦？」在這當下還是擔心着自己的身形，我有點啼笑皆非，但女性天生愛美，也不是不能理解。

「首先，妳還想有人跟蹤妳嗎？再者，妳現在有案件纏身，而我在報告中會寫妳有思覺失調徵狀，這個是事實。到了法庭，如果思覺失調的徵狀還沒有醫好，法官有機會把妳送入小欖治療，到時強制治療，期間也一樣不會有減肥藥供應。」

愷伶終於點了一下頭，彷彿明白應該怎樣做。

最後我說：「妳想現在停藥，還是有機會要到小欖才停藥，應該懂得選擇吧。」我不是嚇她，而是真實會發生的情況。

日期：二〇一八年十一月十二日（星期一）
地點：中環某日式餐廳

「我發現妳在愷伶的報告上『做了手腳』。」在一家日式餐廳，我們坐下之後，荳荳立即說了這笑話。

「什麼做手腳？」我作勢輕打了她一下，說：「原本我已經交了一份報告，但在開庭之前，我才發現她思覺失調的原因是因為服了減肥藥，所以才『更新』那份報告，妳做律師的，用詞小心一點好！」

荳荳怕我真的發怒了，連忙說對不起。我沒有理她，招了侍應來，點了兩個午餐。

「減肥藥有安非他命，聽起來很危險。」荳荳繼續跟我聊天，我發現她看報告頗仔細的。

「其實一般的減肥藥物，安非他命的成分很低，普通情況下不會出現思覺失調徵狀的，只是有些人對這些成分特別敏感，才會出現思

覺失調的情況。不過，人們在服食減肥藥物時，還是小心為上。如果遇上有什麼不妥，要向醫生跟進。」

「其實還有什麼藥物會影響精神狀況，出現有精神病徵狀的情況，是我們不知道的？」荳荳問。

「妳問了一個好問題，我想一想。」我把和牛放進口中，咀嚼一番，然後答：「還有的是，部分喜愛健身的人士，也會在身體打入類固醇，這些物質也有機會影響精神健康。另外，大麻也會令人容易患上精神病。雖然部分人真的需要這些藥物成分來治病，但一般人不知道這些藥物的副作用，更有機會濫用藥物。」

荳荳點一點頭，說：「減肥，還是做運動較健康。」

日期：二〇一九年五月十三日（星期一）
地點：正思精神健康中心

愷伶的審訊結束後半年，愷伶回來覆診，我想這應該是她最後一次來了，因為她一走進來，就感到氣息跟之前不一樣，她穿上運動服，皮膚黝黑了一點，肌肉也好像結實了一點。

「何醫生，你好！」她向我打招呼，同時帶來一個可愛的笑容，之後一輪嘴説：「法官判我無罪了，謝謝妳！他接納了妳的報告，明白我是因為有思覺失調的徵狀，才會有幻覺，以為被跟蹤。」

我替她感到高興，但我關心的，還是她的病況。

「沒事了，已經完全沒有感覺到有任何人跟蹤我了。」愷伶笑着説。其實，她停服減肥藥之後大概兩個星期，情況已經開始好轉。

「妳的情況已經穩定了，我們可以關始替妳慢慢停藥。但妳要應承我，不能再服減肥藥啊。」

「我不會的了。家庭醫生也説不會再給我減肥藥，他建議我去運動，他會配合製作一些營養餐單給我。所以，我現在會跑步和健身，我會用最自然的方法令自己維持完美的體態。」

我笑着望向她。看着自己的病人痊癒，一直是我每天最開心的時刻。

不在場證人 II

法醫精神科的過去、現在與未來

阿庭的十年心理自白

—— 戀物癖（Fetishistic Disorder）與
異裝症（Transvestic Disorder）

日期：二○○八年八月九日（星期六）
地點：香港往英國直航客機上

　　我是阿庭，十四歲那一年，我第一次乘飛機出遊。

　　這是我們一家四口——爸爸、媽媽、姊姊和我，第一次到歐洲這麼遠的地方。在電視上看到的英格蘭超級聯賽，這次可以親自在球場上欣賞了。我知道，我為此一直把笑容掛在臉上，已經被姊姊取笑我很多次了。

　　我坐在爸爸旁邊，他總是霸着窗口位，讓我很納悶。這時候，我見到有些東西停在我身邊，我當時第一反應並沒有意識到是一個人，我看到的是一件衣服，一件裁剪得特別貼身、有一點點民族色彩的服裝，我沿着服裝向上望，看到女性的腰肢、胸部，然後才看到一個印度人空姐的甜笑。

「安全帶？」印度人空姐指着我的腰，因為我剛才拿了大披肩，把安全帶蓋住了，我掀起披肩，露出安全帶，印度人空姐就笑一笑，滿意的離開。

我立即望向坐在旁邊的爸爸，幸好他正盯着電影，沒有留意我。

我有點尷尬，因為我發現，自己勃起了。

為什麼自己會勃起？是剛才的空姐嗎？但我對外國人一向沒有興趣。

落機後，我就再沒有把這事情放在心裏。接下來的十幾天，我們到了英國、法國，看了足球比賽，也參觀了羅浮宮、披頭四博物館等名勝，真的可以用四個字來形容：樂而忘返。

到了回程的時候，這次空姐沒有特意檢查我的安全帶，但捧餐來的時候，我又起了生理反應，這次更感到，一顆心卜通卜通的亂跳。

空姐是一個金髮藍眼的外國人，不是印度人，但我還是有點情不自禁。

不要看我只有十四歲，幸虧網絡，兩年前我就懂得上色情網站了，更知道自己的喜好。我喜歡看黃種人，日本 AV 固然不在話下，香港的三級片、韓國的色情片也喜歡看，但唯獨白人黑人這些膚

色，我總是不喜歡。所以，為什麼我會對印度人和歐洲人起生理反應？

空姐繼續向其他客人派發餐飲，我特別留意她們，最後終於發現……

我喜歡她們那套制服。

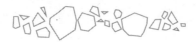

日期：二〇〇八年八月二十四日（星期日）
地點：香港國際機場

回到香港，差不多十一點，有點夜了。

機場除了客人，也見到其他航空公司的空姐。我好像發掘到一個新世界！這類型的空姐制服，實在太棒了！每間航空公司都有他們的特色，有些旗袍型，有些像中環 OL 套裝，明明裙子不算短，也沒有袒胸露臂，但為什麼女士穿起空姐制服，會特別性感？在這個人來人往的機場大堂，我當然不會有生理反應，但在路途中我知道自己有一對狩獵制服的眼睛，真的欲罷不能，我差點不想離開機場。

回到家，雖然很夜，但我還是睡不着。家人都睡得正甜的時候，

我決定打開電腦，搜尋不同航空公司的網站，下載那些穿着制服的空姐照片。我望着不同的制服，夜闌人靜，沒有束縛，我很想……很想……我特別找來第一次見到的那家航空公司的制服，我望着電腦上的它，自瀆了一次。

接下來的日子，除了正常的回校上課，我的心都放在空姐制服上，這樣說並不誇張。我沒有跟同學分享這份喜好，因為心底總是有種莫名的邪惡感，但這也驅不走我喜歡空姐制服的念頭。

有段時間，我發現色情網站上有「制服」這個分類，我點了進去，大部分都是校服，但也有少部分是空姐制服的，我一度感到很興奮，但後來發現不是那一回事。女優穿着空姐制服，一件一件的被男優脫掉，制服脫一件，我的興致就減一分，直到女優的制服全都脫掉，我也把視窗關掉了。

於是，我又回到各大航空公司的網站，或者在社交媒體搜尋穿着空姐制服的女人照片。但漸漸的，這還是滿足不了我，我想要的是那件衣服，而不是穿着衣服的女人。

但當時我年紀小，沒法子。

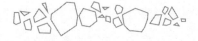

日期：二〇一〇年至二〇一二年

　　十六歲那個暑假，我到快餐店做暑期工，原因只得一個：我發現原來網上可以買到空姐的制服！

　　我計算過，賺兩個月的錢，連同爸媽的零用錢，以及之前儲下來的錢，可以買到一套制服！我這兩個月，非常勤奮的工作，坦白說，我怕做錯事被老闆辭退，那就不夠錢買制服了。

　　終於，兩個月捱過去了，我記得在九月一日開學的那一天，我上網買了我人生第一件空姐制服，當然是第一次乘飛機見到的那一款。我還要等兩星期空運才拿到，所以當制服真正在我手中的時候，就覺得異常興奮，我把制服緊緊的擁在懷中，勃起了，心跳得比第一次乘飛機見到它時還更快。我忍不住了，脫下褲子，用制服包覆着我的陽具⋯⋯

　　我不能讓家人知道我的癖好，所以我把空姐制服藏得好好的，如果有污迹，我也要待他們都不在家，自己親手洗。唉，我還是第一次手洗衣服呢。

　　但大概在聖誕節左右，我已經厭倦了同一套制服，我想買新的。我在網上看到另一套紫色的制服，鎖定目標，但苦無金錢。於是，我決定逢星期一三五，以及星期六全日，都到快餐店打工。這次是經過深思熟慮的，我不只是為了一件制服而工作，我打算長期兼職，那麼

每兩三個月，就可以買一套新的制服了。

可是，針沒兩頭利，我把時間都花在兼職上，就沒有時間讀書。我原本對入讀大學十拿九穩，我的成績是全校頭幾名的，但這一年因為兼職，成績一落千丈，最後連大學也考不上。爸媽和姊姊也有微言，他們問我為什麼必定要做兼職，賺到的錢又花到哪裏去，我都沒有正面回答。

其實，不能讀大學，我十分不高興。我也曾疑惑，是否應該停止沉迷空姐制服，但每當手上拿着不同款式的空姐制服時，我控制不了自己喜歡它的衝動。至於學業方面，我報讀了 IVE 的課程，雖然爸媽想我重考，但我想快點讀完書，出來工作，正式賺錢。況且，IVE 像大學一樣，上課時間比較彈性，那麼我就可以有更多時間做兼職，買更多的制服了。

唉，我也不想以空姐制服為生活重心，但我沒有辦法。

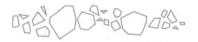

日期：二〇一二年至二〇一六年

空姐制服的確能帶給我興奮的感覺，不一定是性方面，有時還會

得到精神上的快感，我不是每一次都會用來自瀆，有時拿着空姐制服嗅一下、摸一下，那天比較差的心情都會得到紓緩。

坦白説，我整個 IVE 生涯都在買空姐制服。但已經不像中學的時候，一頭栽下去就什麼都不理了。我也不是每天都需要空姐制服，考試等重要時間還是會專心讀書，大概是隨着精神狀況吧，一不開心，就想把制服拿出來，或者想買新的制服。

而在 IVE 讀書時，我也交了一個女朋友。

這很正常吧。就在我對制服的慾望有降低一些的時候，我嘗試跟女孩子交往。她是我的同班同學，做 project 的時候認識的。由於其他同學常常不出現，變成只有我們兩個負責，自自然然就走在一起。她是一個很純品的女生，我們有過半年純純的愛，只是拖手、擁抱，但那時我已發現，我完全沒有生理上的感覺。

半年後，我們一起到韓國旅行，在酒店房中，我們嘗試第一次造愛，可是我怎樣也勃不起來。即使女朋友全身赤裸，躺在牀上，我也沒有性慾。我無法對真人興奮。反而，當女朋友睡去，我用手機搜尋一些空姐制服的照片，我就可以勃起……

韓國旅行之後，我跟她説分手。她以為我因為不舉而不開心，她説她不介意，她還是處女，她只喜歡我，不一定要有性行為。我不能欺騙她，事實上，我只喜歡空姐制服、只對制服有興趣，對真人興

趣全無。之後，她邀請我上她的家，我帶了一套空姐制服，讓她穿上，她穿上之後，我立即勃起，可是她脫下了之後，我又變得興趣缺缺。

「妳現在明白了吧。對不起。」我看着她哭，很想擁着她，覺得她很可憐，可是我知道，我們的關係只能到此為止。其實我很喜歡她，我真的不想這樣，但沒有法子，只能順着自己的本能向前走。

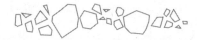

日期：二〇一六年至二〇一七年

IVE 畢業之前，我對空姐制服的喜好已經維持了一段頗長的時間，也漸漸覺得光是觸摸制服、用制服來自瀆，並不能夠滿足自己。

我想轉為穿着那些衣服。

我一向都買細碼的衣服，因為較為便宜，但有一天我在想，買加大碼的衣服穿又如何？我看看尺寸，應該有機會穿得下它。

同時，我決定搬出去自己一個人住。我的第一份工作在柴灣上班，而我住在天水圍，實在太遠了，在能力負擔得來的情況下，我在

北角租了一個小單位。但無論我跟家人説的理由多麼充分，我心裏所想的只有一個：我想穿着空姐制服，在家中無拘無束的活動。

我幾乎把搬出去住跟大碼空姐制服送抵的時間計算得清清楚楚。我第一天晚上就穿着它來睡覺了，想不到頗合身，腰部還有點鬆呢。這晚我沒有自瀆，精神上非常滿足，那就足夠了。

這次之後，我開始特別搜索加大碼的空姐制服，買回家給自己穿，家裏已經收藏了許多套制服了。我常常會購買不同航空公司的制服，有時看到新聞説有新的航空公司成立或現有的航空公司推出新制服，我也會想盡辦法把它買回來。

對了，我只對女性的裙裝有興趣，不會購買男性的褲裝制服。我仍然喜歡女性，並不喜歡男人。

之後，我也習慣了在家裏「變裝」，穿着空姐制服，一個人享受着假扮空姐的樂趣。我有一個放滿空姐制服的衣櫃，當然是上了鎖，慎防爸媽或姊姊突然上來。後來，這種變裝也漸漸成為習慣，並不是每次穿上制服也會感到性興奮了，但心癮卻愈來愈高，即使沒有性興奮，也會有穿上空姐制服的慾望。可以肯定的是，只要我穿上這些空姐制服，無論當天發生過什麼事，我都會覺得很開心。

可是，長遠而言，性興奮跟開心是兩回事。我要開心，也不想失去性興奮。後來，我只會在收到新的制服後一段短時間內感到興

奮，之後那種興奮感會慢慢減低。我嘗試去增加這種興奮感，我不滿足於穿一件剛好合身的空姐制服，我想展現空姐的曲線，我買了胸圍和假髮，甚至上網學化妝，目的只有一個，就是令自己穿上空姐制服時更像一個空姐。

有一段日子，我回到家就會化妝成一個女子，穿上空姐的制服。我刻意站在窗邊，不知道對面樓宇的鄰居望過來的時候，會否覺得是一個美女？

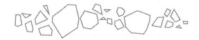

日期：二〇一七年

有一次，在百貨公司，我買了一個一人用的小型行李箱，就是一般空姐會用的那款。

我在家中穿上空姐制服、拿着行李箱躂步。每次照鏡，都覺得自己把空姐制服穿得維肖維妙，但只能在二百尺的家中左走右走，總覺得欠缺一點真實感。

「不如嘗試穿着空姐制服出門……」只是想一想，就馬上覺得非常亢奮了！可是，日常不會有人穿着空姐的制服在街上遊蕩吧，如果我這樣做，走在路上時會令人覺得很奇怪嗎？怎樣做才能看上去比較

不奇怪呢？我想到了，我可以穿着空姐的制服前往東涌或機場！那裏有許多空姐空少出沒，多我一個不多，一切就變得正常不過了！

好，為此，我還網購了高跟鞋，我不知道自己穿多少號，只好買了幾對大尺碼的。高跟鞋、胸圍、長假髮，雖然我化了妝，但還是怕別人認出來，所以我還會戴口罩和太陽眼鏡，應該不會太引人注目吧。

我選了一個星期六，那天我特別早起牀，空姐上班應該是大清早吧，我穿上了整套空姐制服，紫色的那一款，拖着行李箱，步出門口的一刹，我十分緊張，細心聽聽沒有鄰居開門，才去按升降機，也沒有跟管理員打招呼。

清晨六點鐘，沿路不太多人，人們好像不太注意到我。我上了一輛機場巴士，把行李箱放到行李架時，還有位男士來幫手，我原本想說謝謝，但想到我的口音，唯有扮一個高冷的空姐吧。

巴士沿路也有其他空姐上車，她們好像沒有特別留意我，但我卻盯着她們的制服不放。這一程巴士可能是我這生人坐得最愉快的巴士旅程啊！

到了機場之後，我小心翼翼在入境那一層逛着。我真的思考了很多呢，我總不成穿着空姐制服跑到出境的航空櫃位吧，他們如果抓我去上班怎辦？在入境大堂就沒有這個問題。

我一邊走，心臟讓我知道我很興奮，心跳得很快，全身毛孔都擴張起來，噢，有個地方會讓我穿崩，就是……我想上洗手間。我要深呼吸、深呼吸，令自己冷靜。可是，還是不行，怎麼辦？去男廁？我現在是女裝啊；去女廁？我可是個男的……我見到有傷殘人士洗手間，我走了進去……一息間，才感覺平靜了一些。

從左行到右，又從右行到左，開始有點無聊了，也覺得保安有一點點注意到自己，大概一個半小時之後，我就乘機場巴士回家。

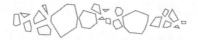

案件一：二〇一八年一月七日（星期日）
案件二：二〇一八年四月二十二日（星期日）
地點：香港國際機場、東涌購物商場

突破了第一次的心理關口，我開始逗留比較長的時間。而且我不僅去機場，還會到東涌逛逛，東涌不也是有許多空姐嗎？

可是，接下來有兩個不太開心的經歷。那不是我所願的，我沒打算傷害人，我只是喜歡空姐制服，和喜歡穿上空姐制服，這不犯法啊，我沒有犯罪啊！

我只是肚痛，要去廁所而已。

以前我都會特地使用傷殘人士洗手間，所以沒有出過問題；但這一次，傷殘人士洗手間剛好有人在使用，不過我肚子真的很痛，迫不得已才進去女廁。

　　怎料，一進女廁便被人發現了。原來有個機場保安一直在跟蹤我，說我的外觀怎麼看都是一個男人，又知道我每逢星期六日早上都會出現，注意我很久了，覺得我是一個怪人，唉。所以，我一進女廁就被抓到了。

　　警察馬上過來，我只好向警察求情，說自己只是肚痛想上洗手間，並不是想要非禮別人。而我真的有「證據」，被抓的時候，我也真的忍不住了……不知警察是對我扮空姐厭惡還是對我的氣味厭惡，他們匆匆向我發出告票，就打發我走了。

　　這次的經歷，也足夠嚇怕我了，接下來一星期，我不敢再穿空姐制服出門，只好躲在家中穿。我很苦惱，我忘不了保安和警察的厭惡目光，男人穿空姐制服就要受到歧視的嗎？為了好好生活，我也曾經想過徹底戒斷這個習慣，畢竟在家中穿着制服已經沒有當初那種興奮。可是，我還是有一份心癮，很記掛在街上穿空姐制服的日子，每次想起，都會感到失落、不開心，所以根本沒有辦法戒掉。

　　幾個月後，或許之前進女廁的事開始在腦中淡忘了，也可能是慾望戰勝了理智，我渴望再次得到穿着空姐制服出門的刺激。我想，上次是機場的保安盯着我，這次只要不去機場，去東涌，不就可以了

嗎？所以，我又再次穿着空姐制服出門，還為此買了一套全新的，深藍色的，希望低調一點。

實在太久沒有穿空姐制服走在街上了，我感到十分舒暢，是久違了的性興奮感覺！在東涌的商場，我感覺到自己快要勃起了。不過，我抑壓着自己。走了一回，我又想去洗手間了，我想找傷殘人士洗手間，但竟然正在維修！怎麼辦？我又行了一回，感到真的要去小便，不能忍太久，我望着男廁和女廁，我應該去哪一個？幾經掙扎，我決定去女廁，但剛進去，就與迎面出來的女士碰過正着，她一看見我，就哇一聲大叫：「偷窺狂呀！偷窺狂呀！」

她的叫聲驚動了途人，有三個男人衝過來把我按在地上，我大叫：「誤會了，誤會了！我只是去小便！」可是沒有人理會我，他們叫我不要掙扎，一直在打我，直到警察來了，我已經滿臉淚水——期間，我的裙子已經濕透了。

我再次被逮捕。在警署，他們查看電腦，就發現三個月前我在機場女廁的事。他們說我是慣犯，要進行起訴，說因為我在短時間內重複犯法，法官一定會重判我入獄。我很害怕，一直在解釋，說都是誤會，說我不是想要偷窺，說我只是想穿上空姐制服，說當時只是想去小便，說我不能控制自己，但他們都沒有理會我。

他們要家人來保釋我，我只好打電話給姊姊，她來到的時候，看到我穿上空姐制服的模樣，吃驚得呆了起來。

我感到無地自容。

回到家後，姊姊要我說清楚是什麼一回事。她說不想驚動爸爸媽媽，所以沒有告訴他們。姊姊細心聆聽我說的每一句話，之後她說會找最好的律師幫我。

我感到很溫暖。

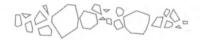

何美怡醫生的診斷和評估

日期：二〇一八年八月之後

阿庭的姊姊，找了荳荳做律師，荳荳就找了我。荳荳聽了阿庭的描述，就知道我有工作了。

最初，阿庭都不太願意說他的情況，但打開心扉之後，他就願意把整個心路歷程都告訴我。這源於他發現，我尊重他易服和戀物的行為，並不以此而視他為怪人。醫生和病人的相互尊重、理解與信心，是治病的基礎。

阿庭患有兩種病：戀物癖與異裝症，其中異裝症會令他不自覺做

出一些違法的行為。在這個個案，由於異裝症，令他覺得自己只要穿上空姐制服，打扮得像一個女人，就不能去男廁。他不自覺自己的外觀其實不像女人，只是認為自己作女人打扮就不應該使用男廁。他平日會選擇去傷殘人士洗手間，只是被逮捕的兩次，傷殘人士洗手間剛好都正在使用中，或維修中。

當然，也不排除有些人會為了脫罪而假扮精神病，這也要看看其他證據。根據警察的調查後，阿庭的手機內的確沒有偷拍，而且他確實只是想去洗手間方便，兩次都急得失禁了，這都是證據。

我為阿庭再三檢查之後，證實他患了戀物癖與異裝症，而且為此而感到困擾。於是我為他寫了一份報告，解釋他的病並沒有偷窺傾向，他當時並非無故進入女廁，只是在情急之下不得已的選擇。再加上病人確實不是偷窺狂，電腦內也沒有色情圖片，只有在網上存下來用作展示空姐制服的相片，這一切都證明了阿庭進女廁，並不是想非禮女性。

最後，除了我這份報告，控方的醫生，也一樣判斷阿庭並沒有犯罪意圖。我們法醫精神科醫生，都是按照病情說實話，不是說控方聘請的就一定要提出檢控的證據，辯方聘請的就一定會做一份對其當事人有利的報告。

所以，二〇一八年底，律政署也決定撤銷起訴。

雖然沒有犯罪，但他的病仍然需要治療，我介紹了一位心理專家給他跟進，之後他就再沒有找我了。他究竟有沒有把病治好，我也不知道，因為在溝通的過程中，他很害怕治病會剝奪了他對空姐制服的喜愛。

　　其實，很多人都喜歡空姐制服，也有些人喜歡學生制服、絲襪、睡衣，甚至有人喜歡高跟鞋，有些女士會喜歡汗衣，喜歡這些並沒有問題，阿庭的問題是，只有空姐制服才令他有性衝動，以及過分沉迷而影響了正常生活，如正常社交、男女關係，還有學業、事業等。無論喜歡什麼，只是影響到日常生活，就會有問題，這是必須切記的。

　　不過，我再見不到他，也代表他沒有再誤闖女廁而被捕。希望他找到喜歡而不困擾他的生活方式，過一個美滿的人生。

戀物癖（Fetishistic Disorder）

戀物的傾向一般在青春期或更早的時間開始顯現，但目前尚沒有公認的成因。

根據DSM-5，診斷戀物癖需要至少滿足三條標準：

一　至少六個月內，病人使用無生命的物體，或通過非生殖器的身體部位或其他刺激，喚起性的反應，具體表現為性幻想、性衝動或性行為；

二　病人會因為這種性幻想、性衝動或性行為而感到困擾，甚至出現功能障礙；

三　戀物癖的對象不是衣物變裝或如振動器之類的性刺激工具。

異裝症（Transvestic Disorder）

根據DSM-5，異裝症是「性偏好症」的其中一個類別。診斷異裝症需要至少滿足兩條標準：

一　至少六個月內，病人會因為穿上異性衣服而喚起性反應，具體表現為性幻想、性衝動或性行為。

二　這種幻想、性衝動和性行為，會影響病人的工作、人際交往，以及其他發展（包括維持一個安全環境）或病人會感到困擾。

無病照顧到你有病

——代理型孟喬森症候群
（Munchausen Syndrome by Proxy）

日期：二〇〇〇年三月
地點：英國某精神科病院

伊莉莎白靜靜的坐在病牀上看書，臉上掛上一抹微笑。如果單從肉眼判斷，根本不會認為，她正在精神病療養中心服刑。

這裏是英國，二〇〇〇年的某月。

「妳好，伊莉莎白。」一位女實習醫生走進病房。她已經習慣用這種方式跟病人打招呼，雖然只是實習了一個月。

「妳是第二次來啊。」伊莉莎白笑一笑，眨着那碧藍的眼睛。伊莉莎白能數出實習醫生來的次數，讓她有點驚訝，也有幾分窩心。

實習醫生根據醫生的指示為她看症，上次還有醫生在身邊示範，

這次則是她獨自進行。不過已經跟其他病人做過差不多的檢查了，漸漸也覺得駕輕就熟。檢查之後，隨口說了一句：「沒事了。」

豈料這時候，伊莉莎白突然回應了一句：「就是沒事嘛。我根本沒有病。我只是不小心讓他吃了不應該吃的東西而已。我想見回我的兒子，他今年十一歲了。但我知道難於登天。」她說着的時候，嘴邊仍然掛着微笑，但眼眶含着淚水。這眶淚水，一滴一滴的，打動着實習醫生。

「她真的有病嗎？還是，已經痊癒了？」實習醫生望着伊莉莎白，心裏竟然浮現質疑病院決定的想法。

日期：二〇一二年九月
地點：香港往英國直航客機上

二〇一二年，我卸下了醫管局的工作，準備私人執業。趁着中間的空檔，我回去了英國一次。一方面，當然是希望跟家人去旅行；另一方面也想回到實習的醫院，探望當年教過我的老師。

我還在飛機上，就已經想起英國的種種了，在英國工作，有些方面真的讓人懷緬，尤其工作上，如果跟香港比較，還是會有一些比較

優勝的地方。由於英國醫生與人口比例較多,可以花較多的時間照顧病人。比如門診,香港每個病人平均每次見醫生的時間少於十分鐘,而英國則有三十分鐘時間;如果單說法醫精神科,也有很明顯的分別:英國的法醫精神科醫生只會做嚴重的案件;但在香港,所有大大小小、總之跟精神病有關的案件,都是法醫精神科醫生的工作,所以我們常笑說,早上跟殺人犯問診,下午就要見汽水小偷。

因此,在英國實習的時候,會見到醫生接觸病人的時間比較長。在法醫精神科,病人的病歷動輒有幾本大型資料夾那麼厚,醫生每次的病歷報告都會寫幾十頁篇幅。而且,醫生很多時還能熟記病人的資料,包括病人患病的原因、他們的背景、其他病歷等等。

甚至直到現在,我都清楚記得曾照顧過的一些特別的病人的臉、他們當時的病情。其中有一個病人,偶爾會在我的腦海出現,會特別想知道她現在的情況。因為這個病人所患的病,我後來再也沒有在其他病人身上看到過,是至今的醫療生涯中唯一一次,特別有印象。

當時我是精神科實習醫生,主診醫生是艾雲尼,跟事件相關的還有急症室醫生摩根,以及一位社工珍妮花。

病人的名字,叫伊莉莎白。

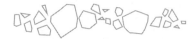

日期：一九九一年八月十九日（星期一）
地點：英國某醫院急症室

　　一九九一年，英國某醫院的急症室，一個男孩被送到急症室牀上。

　　「你叫什麼名字？」
　　「查理。」
　　「年齡？」
　　「兩歲半。」
　　「什麼病？」
　　「肚子痛。」
　　「搶着代他回答的妳，是孩子的母親吧。」
　　「對，我叫伊莉莎白。」

　　這是摩根醫生第一次見伊莉莎白。伊莉莎白，當時三十歲，擁有一頭捲曲的啡金髮，也有漂亮的碧藍眼睛——碧藍眼睛也讓查理遺傳了。摩根醫生發現，伊莉莎白一眼也沒有望過他，她眼中只有兒子，一副關切的眼神。

　　這樣的母親，摩根醫生見得多了。甚至，幾乎每一個母親，都是這樣望着兒子的。

　　摩根醫生檢查了查理的消化系統和排泄系統，沒有發現大問題。

「可是查理除了肚痛之外，昨天大便還出血了，情況並不簡單啊。」伊莉莎白緊張的説。

「那麼，先留院觀察，有大便的時候，留一些來化驗。」摩根醫生説着，護士記在心裏，伊莉莎白則不斷點頭。

翌日，大便化驗結果顯示，查理身體沒有大礙。

「或許只是吃了一點過期食物吧。」摩根醫生見查理已經沒有肚痛，就讓他出院。

伊莉莎白知道查理沒事，情不自禁的擁着他。摩根心想，她太寵孩子了吧。接着，伊莉莎白不斷向他鞠躬，這次他斷定，有跟伊莉莎白對上了眼。

摩根醫生難以忘記她的一雙碧藍眼睛。

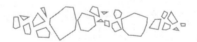

日期：一九九三年十一月二十三日（星期二）
地點：英國某醫院急症室

大約兩年後，當查理推進急症室，恰巧又是摩根醫生當值。

他認得那雙碧藍眼睛，下意識抬頭望向他的監護人，只見伊莉莎白也是用緊張關切的眼神望着兒子。

摩根驚訝自己認得他們，甚至記得伊莉莎白這個名字。

他低頭看一看查理，覺得比之前成長了不少。

「病人流鼻血、大便帶血，出現中毒的徵狀。」摩根醫生一邊檢查，一邊說出問題，讓護士記錄。

「中毒？」摩根醫生暗忖，問：「你們今天吃了什麼？」

「普通的飯菜而已，牛扒、粟米湯……」伊莉莎白說出幾道家常小菜。

「他中的是山埃。」摩根醫生說：「通知警方，病人中毒，不尋常。」

幾天之後，摩根醫生知道伊莉莎白被捕，幾乎不相信自己的耳朵。他還記得伊莉莎白望着兒子的眼神。

「這樣的雙眼，竟然是毒害兒子的兇手？」摩根醫生嘆息了一聲。

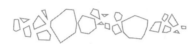

日期：一九九二年九月後
地點：英國某幼稚園與伊莉莎白的家

　　珍妮花是查理就讀那間幼稚園的社工。

　　查理進入幼稚園之後，幾乎沒有試過全勤一個月的課。他經常因為肚痛，或跌倒而請假，有時要入醫院，一進去就是一個星期。珍妮花很擔心查理的情況。「為什麼這孩子會如此倒霉？」傷病經常在他身上發生，在成長階段或會影響心理，所以珍妮花希望可以幫助這個孩子。

　　查理成長於一個單親家庭。他出世不久，父母離異，父親離開英國，沒有再聯絡。查理由母親伊莉莎白一個人獨力撫養，而婆婆和公公周末會來到共敘天倫。幾次家訪，珍妮花都感覺到伊莉莎白的友善和親和，有幾次她親自下廚煮了沙律餐，實在非常美味。而令她最深刻的，是伊莉莎白無時無刻都表現出對兒子的緊張和關愛，查理打了一個噴嚏，就立即要他穿上衣服；查理喝水嗆到，立即拍他的背。無論那時正在做什麼，只要查理有需要，她都會第一時間在他身邊。

　　可是，珍妮花不得不承認，她心底裏並不欣賞伊莉莎白的關愛。「有點像裝出來的，像是演給我看的樣子。」但珍妮花並不願承認自

己有這種想法，畢竟伊莉莎白待她也不錯，那種溫柔的眼神，也是前所未見。

日期：一九九三年十月十七日（星期日）
地點：伊莉莎白的家

一九九三年十月一次家訪，發生了一點事情，讓珍妮花有點疑惑。

那時，查理剛剛從醫院回來。這已經不知多少次了，伊莉莎白說，查理有腹瀉和發燒，但醫生又查不到是什麼問題，令她有點沮喪。

那時候，他們在客廳談及查理在學校的趣事。剛巧伊莉莎白接到一個電話，看來是認真的事情，她一邊聽着一邊獨個兒走回房中。珍妮花和查理談天，突然，查理說要吃零食。

「薯條，薯條。」查理指着廚房。原本珍妮花也不願擅自走進人家的廚房，但查理開始鬧彆扭，她知道查理有時情緒上會變得一發不可收拾，衡量過後，還是到廚房找零食較好。

她走進廚房，就見到一包薯條放在當眼處。她拿起來，慣性地看看包裝上的食用日期，赫然發現，這包薯條已經過期了八個月。「還好我看見了，否則會吃壞肚子。」她走去拿另一包薯條，發覺也是過期的。她再去多看兩包，才發現沒有過期的薯條。

　　她感到奇怪，就決定打開廚櫃，發現內裏的即食麵、朱古力、薯片等其他零食，總會有一兩包是過期的。

　　「妳進來做什麼？」背後的聲響嚇得珍妮花把手中的橙掉在地上。她回頭，見到伊莉莎白優雅的站在那兒。

　　「噢，查理想吃薯條。」珍妮花說：「可是，過期了……」

　　「我怎會給查理吃過期的東西！」這一刻，伊莉莎白的優雅不見了，她有點慌，又有點怒：「那些是我忘了丟掉而已，放心，我才不會讓查理吃過期的食物！」伊莉莎白說着，從另一個廚櫃中拿出一包薯條，指着食用日期：「這個是一九九五年才到期，這才是查理吃的。」她說着，頭也不回的離開廚房。

　　「查理，吃薯條嗎？」慌張的神色不見了，又再回復以往那個親切可人、關心兒子的伊莉莎白。

　　珍妮花隱隱覺得有點不妥，但又說不出個所以來。

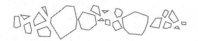

日期：一九九三年十一月二十四日（星期三）
地點：英國某幼稚園

　　一個月後，學校告訴珍妮花，查理中了山埃毒入了醫院，警方拘捕了伊莉莎白。

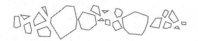

日期：一九九四年二月至五月
地點：英國某精神科病院

　　艾雲尼醫生第一眼看見伊莉莎白，也是留意到她那碧藍色的眼睛。

　　他再三確定手上的報告，核對多一次病人的名字和相片，的確，這位彷彿目慈心善的伊莉莎白，就是給兒子吃山埃的疑犯。

　　警方搜查伊莉莎白的家時，發現了一小包山埃，上面只有伊莉莎白的指紋；而在查理體內的山埃，經過化驗，證實是來自伊莉莎白家中的那一包。幸好分量未足以殺死一個人，又或者可以説，他搶救及時。

警方落案控告伊莉莎白企圖謀殺、傷人等罪，還押監獄。至於查理，則由別家醫院暫時照料。還押期間，伊莉莎白企圖自殺，情緒不穩定，因此轉介到醫院的精神科這邊，由經驗豐富的艾雲尼醫生主診。

　　「我怎會把山埃給我的寶貝兒子服用？只是一場誤會而已，我拿錯了，只是拿錯了。」如果不是證據確鑿，這句從伊莉莎白口中吐出來、溫柔而堅定的話，艾雲尼醫生覺得自己可能會相信。

　　而在其他人的問診之中，確實如此。

　　「她怎會毒害查理？是什麼誤會吧。如果說這世上有誰最緊張查理，她認了第二，沒人可以認第一。她是全世界最愛查理的人，我可以發誓保證，警方和法庭都錯，找錯兇手判錯案了！」伊莉莎白的父親如是說。

　　「查理這個孩子，他很可憐、很可憐。不是肚痛，就是發燒，有時撞傷額頭，有時跌斷腿，但每一次患病受傷，伊莉莎白都悉心照料，我可以說，如果沒有伊莉莎白，查理可能一早就死了。」伊莉莎白的母親舉出了一些例子。

　　他們是伊莉莎白的父母，可能有偏見，但查理就讀的幼稚園班主任盧比斯，也是站在伊莉莎白這一邊：「她是全世界最偉大的母親。查理是個不幸的小孩，很多病痛，常常受傷，我也一度懷疑，那些傷

會否是人為的？但見到伊莉莎白之後，我完全驅走了這個想法，只要你看她怎樣照顧、緊張和關愛查理，就會知道，即使那些傷口是人為的，都不可能是伊莉莎白做的。」

直到跟學校社工珍妮花會面，艾雲尼醫生終於聽到不一樣的聲音。「的確，伊莉莎白把查理照顧得無微不至，但我的直覺卻覺得那是裝出來的。但我怕那是自己的偏見，我可能不喜歡像她一樣太好太完美的女人吧。不過有一次，查理想吃薯條……」她說出伊莉莎白家中儲存了一些過期食品一事，讓艾雲尼醫生感到有趣。珍妮花接着沮喪的說：「我滿腹疑惑，但又想不出個所以然，沒有好好跟進，否則應該可以在更早之前發現的。」

艾雲尼醫生卻覺得，珍妮花看到別人看不到的一面，這個資料十分珍貴。

伊莉莎白患了抑鬱症，因為自認為被誤會傷害查理，也因為長時間見不到查理，感到不開心、不安而患病。

艾雲尼醫生配了一些適合藥物，讓伊莉莎白在醫院休息。

可是，縈迴在艾雲尼醫生腦際的，是除了社工珍妮花之外所有人的口供，都認為她是一個愛子如命的人。還有他的好朋友、急症室的摩根醫生，他向摩根醫生詢問有關查理入急症室的情況時，摩根醫生就提到，查理兩次入醫院的時候，伊莉莎白那份關切的眼光，在碧藍色的眼睛中透出來，騙不了人。

就在艾雲尼醫生煩惱的時候，護士蘇珊推門進來，說：「艾雲尼醫生，你上次請警方調查那位病人查理的病歷，警方有回覆了，很厚的資料啊！」蘇珊說着，艾雲尼醫生才留意到，她拿着一個很厚的文件夾進來。

「並不算很厚吧⋯⋯」艾雲尼說着，突然彷彿被驚醒一樣：「不，很厚，查理只有五歲啊！」他翻着資料，一邊看，一邊感到自己透不過氣來。

查理經常生病這一點，艾雲尼醫生在其他證人口中都曾經聽說過，但他想不到的是，情況如此誇張。

在查理一歲開始，伊莉莎白就常常帶他去不同的醫院，見不同的醫生，直到四歲半中山埃毒前，查理看了接近一百次醫生。「這是我見過最長的小童病歷！」

而查理每次的徵狀都不一樣，有時發燒、有時痙攣、有時腹瀉、有時氣喘。三歲之前，大部分醫生都找不到病徵，只是伊莉莎白單方

面聲稱患病。但大約三歲之後，查理開始有一些真正的肚痛、過敏等情況出現，有時也會是跌傷撞傷，都要入院治療。查理每次入院後病情很快便會好轉，但回到家不久，就再次患病。

「頻繁的患病受傷，住院後沒有病發，極度關懷孩子的母親……」艾雲尼醫生喃喃的說着，他站起來，在書櫃中找出一本精神科手冊，他要確認他心中的那個病。

那是十分罕見的病，他從未見過。

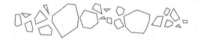

日期：二〇〇〇年三月
地點：英國某精神科病院艾雲尼醫生辦公室

「妳想知道有關伊莉莎白的事？」艾雲尼醫生一邊點頭，一邊說：「這是一個很好的經驗分享，或許妳這輩子也未必會再見到這一類病人。接下來不是閒談，而是授課。」

女實習醫生坐直了身子。她給伊莉莎白看診之後，覺得她十分善良，看上去也一切正常，為什麼要躲在精神病院，不能回到外面世界？她冒昧來到艾雲尼醫生的辦公室，她知道當年找出伊莉莎白患了什麼病的，就是這位艾雲尼醫生。

「她患的是 Munchausen Syndrome by Proxy（MSBP）。」艾雲尼醫生開門見山的說。女實習醫生後來查書才知道這個病中文叫「代理型孟喬森症候群」。

「這個病涉及兩類人，一類是照顧者，另一類是被照顧者，在這個情況，我們姑且叫他們受害者吧，比較易懂。受害者可以是孩子、老人、傷殘人士。其具體表現是，照顧者有強烈的慾望，需要照顧受害者。部分病人會捏造受害者患了某些徵狀，因此需要自己幫忙。一些較嚴重的病人，甚至會刻意傷害受害者，令他們需要受自己照料。」艾雲尼醫生在這裏停了一下，他知道女實習醫生需要時間消化。

「那就是說，查理是受害者，伊莉莎白是照顧者，伊莉莎白為了照顧查理，訛稱他有病，送他來醫院？」女實習醫生覺得自己在說一件荒謬的事情，但其實她所說的每一字每一句，都全中了。

「比如一些病人會刻意說受害者發燒，但其實是他故意把熱水袋放在受害者額頭上，然後說受害者發高燒，帶他入醫院。」艾雲尼說：「後來，病人會愈來愈不滿足受害者只是假病，每次醫生都診斷不出什麼來，然後他們就想到，讓受害者吃點苦，讓他們真的生病。」

「真的有這樣的做法？」

「有的，也有個案是這樣，比如故意讓他們吃壞掉的食物，令小朋友吃壞肚子；或者故意不讓小朋友吃飯和喝水，令他們脫水；甚至故意弄傷小孩後不替他們處理傷口，令孩子的傷口受感染。他們會令孩子有很多奇怪的徵狀，然後讓孩子接受很多檢查，比如照電腦斷層掃描、骨髓液檢查等等。」

女實習醫生聽得目瞪口呆。

「伊莉莎白這個個案，從她家中找到大量過期食品，幾乎都是環境證據了。而她一直不承認故意讓查理生病和受傷，只說一切都是誤會、不小心。」

女實習醫生再次點一點頭，她想起伊莉莎白的樣子，想像不到她下毒的猙獰，原來是因為她下毒的時候，樣子並不猙獰。

「患這種病的人，在一般人眼裏看來，一般非常正常，甚至會表現得很愛護孩子、很友善；但其實他們常常會說謊，並通過撒謊來獲得他人的關注。」

「她想要照顧查理，亦想別人留意到，她很緊張查理。」

「對，這種疾病的患者不需要得到物質的收穫，主要是想要別人的關注。他們的性格一般非常關心他人，也很照顧孩子，只是這種關心變得病態。」

「那麼，我們如何察覺到有這樣的病人出現？」

「很難。」艾雲尼醫生搖頭的説：「我這幾年也特別留意有沒有其他案例，雖然不多，但都是受害者被殺死了才揭發。」

「為什麼會這樣？」

「病情嚴重下去，病人會不滿足於小病，毒藥愈落愈重，要他們摔倒的地方愈來愈高，就愈來愈接近一宗命案。」艾雲尼醫生説：「不過，這種病有一些警號，醫生需要注意一下。比如受害者身上常常出現傷痕或不斷染病，或者病人帶孩子來見醫生時聲稱孩子有某些病徵，但在整個診症過程中，醫生都看不到。最後就是，要看每一個病人的排版病歷記錄，如果有異樣，比如三年看了一百次醫生，就要多加小心。」

「我明白了。那麼，伊莉莎白一直要在這裏住下去？」

「她最後被判了長期的精神病住院治療，如果情況有好轉，是可以離開的，只是，她終身不能再照顧查理。」

「很可憐啊，她很真心的愛自己的孩子。」

「但她故意傷害查理，也是一個事實。試想想，如果我們沒有查出來，隨着她的病情愈來愈嚴重，查理很有可能已經不在人世。」

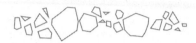

日期：二〇一二年三月
地點：英國某精神科病院

　　在英國的第五天，我回到醫院，與艾雲尼醫生見面。

　　「當年的女實習醫生，現在變成了獨當一面的法醫精神科醫生了。」艾雲尼一邊笑，一邊望着我。我看到他的皺紋，想到他明年就退休了，也替他高興。

　　「伊莉莎白還在嗎？」我在飛機上一想起伊莉莎白，就想在艾雲尼醫生口中知道她的近況。

　　「去年出院了。查理接她出院的。」艾雲尼笑說。

　　「查理，現在差不多二十多歲了。」我屈指一算。

　　「查理後來被婆婆和公公照顧，長大成人。大約十七歲左右，他獨個兒來探望伊莉莎白，噢，那也是一生難忘的場面啊，他們一見面就擁抱，伊莉莎白哭成淚人。他們十多年沒見過面，但查理一走進病房，伊莉莎白就知道，是兒子來了。」

我竟然眼眶也有點濕。

「之後查理不時來探望她。她的性格一樣的善良，但多了一份開朗。她一早就不用再服藥了，十多年來我們都給她心理輔導，心理專家也說她情況良好，我們也在考慮什麼時候讓她出院。」

「總算是大團圓結局了。」我笑着，跟艾雲尼教授碰杯。在英國，我還遇上過很多事，見過很多如艾雲尼醫生一樣值得尊敬的醫生，也見過許多不一樣的病人，他們都增進了我的知識和經驗。

有機會再跟大家分享我在英國的人和事。

代理型孟喬森症候群的著名案例

代理型孟喬森症候群（Munchausen Syndrome by Proxy）的病情特殊和罕見，案例都幾乎成了新聞。以下兩宗涉及殺人的案件，經過精神科醫生的追查，發現都跟代理型孟喬森症候群有關。

一 發生於二〇一四年，病人是二十六歲的Lacey Spears。她有一個長期患病、經常進出醫院的兒子Garnett-Paul，而Garnett-Paul長期與病魔搏鬥的勇敢經歷，以及Lacey Spears跟兒子的溫馨互動，長期在Facebook、Twitter等網上社交媒體引起關注。但這一切都是Lacey Spears自編自導自演，原來她多次經鼻胃管給兒子Garnett-Paul 餵食分量過多的鹽，令他患病。最後，Lacey Spears在二〇一五年三月二日於美國紐約威徹斯特郡被判二級謀殺罪成。

二 二〇一五年，美國密蘇里州發生一宗謀殺案，婦人Dee Dee Blanchard被女兒Gypsy Rose和女兒男友Nicholas Godejohn殺害。但事情的真相非常出人意表：婦人一直對外宣稱女兒患有白血病、氣喘、肌肉萎縮症及數種慢性疾病，無法正常行走及吞嚥，需以輪椅代步、以鼻胃管進食，而且因早產造成腦部損傷，只有七歲左右的智力。豈料女兒原來是一個健康的人，並沒有Dee Dee Blanchard聲稱的多項生理及心智疾病。婦人患了代理型孟喬森症候群，不但聲稱女兒患病，還安排女兒接受多種不必要的治療和手術。女兒跟在網路上認識的男友合謀犯案，最後女兒認罪二級謀殺。

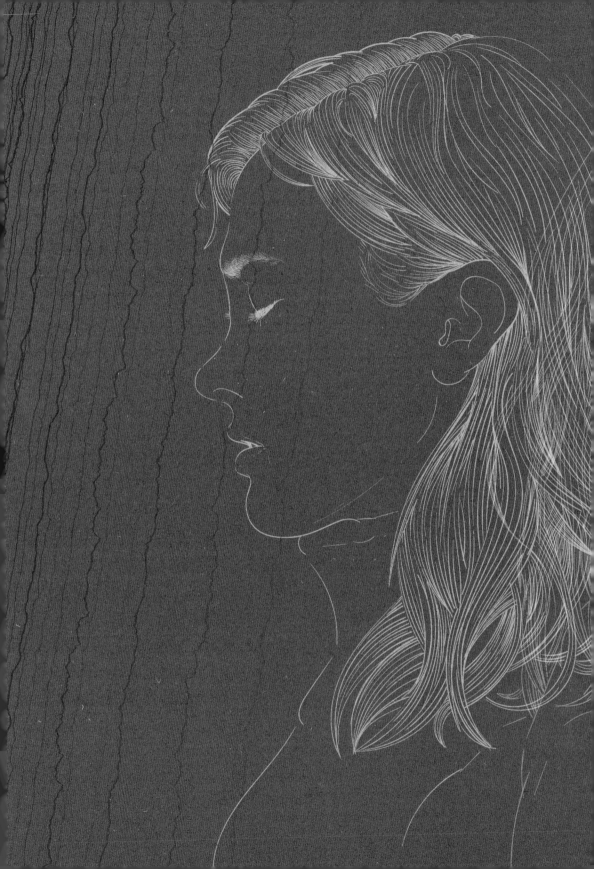

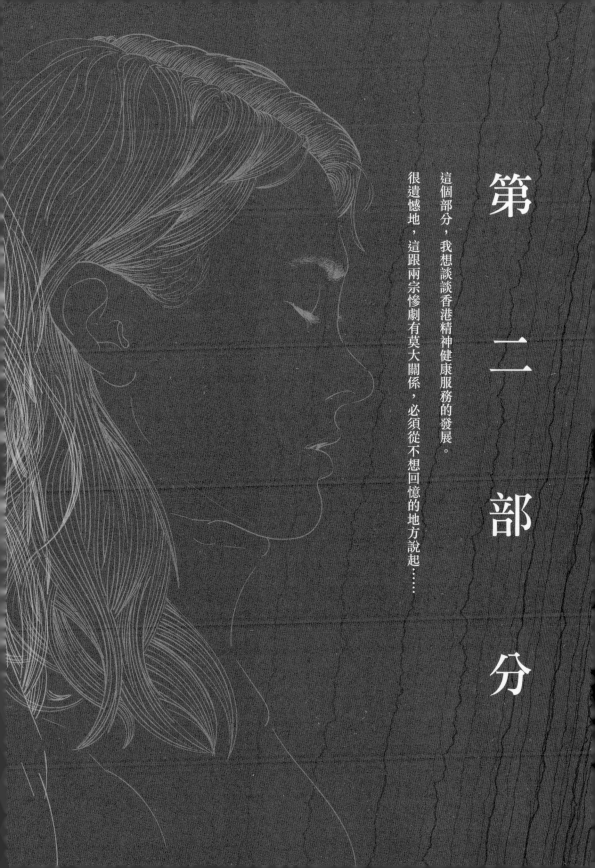

第二部分

這個部分，我想談談香港精神健康服務的發展。

很遺憾地，這跟兩宗慘劇有莫大關係，必須從不想回憶的地方說起……

安安幼稚園屠殺事件
——談香港引進 PFU System

　　香港的精神健康服務發展大概可追溯至一九二五年，港英政府成立首家精神科專科醫院。至一九六〇年代，香港才開設首間精神科門診診所和首間中途宿舍。到了一九七六年，政府公布一項新政策，將精神病健康服務納入整體康復政策和計劃的範疇，自此，精神病護理服務逐漸進入了政府發展的規劃之中。

　　然而，根據 Anita C K Lee and Gigi Lam 在二〇一五年的研究，港英政府時期，香港的精神健康服務主要由醫院提供，缺乏社區支援。當時的政府部門亦對精神病服務了解不足，甚至出現資訊脫節的問題，令有關服務質素難以提升。另一方面，政府對於精神衛生健康政策缺乏長期和有效的措施。雖然政府每年均會為精神病相關的健康服務提供預算，但卻沒有着手改善相關服務。

　　亦是根據以上研究，香港殖民時代晚期，港英政府一直把重心放在經濟發展上，並為了穩固的財政儲備而減省了包括精神疾病服務在內的醫療開支。這項施政方針，導致政府一直對完善精神疾病的相關

政策維持着不冷不熱的態度，精神病人因而難以獲得更多和更有效的支援。

直到一九八二年，發生以下事件……

安安幼稚園屠殺事件回顧

一九七四年，二十歲的李志衡，在家中突然狂性大發，把廚房的菜刀拿出來亂揮。當時李志衡的父親和弟弟在家，李父見狀，與李弟合力把他制服。

一九七六年，家人終於把李志衡送入青山醫院，接受治療。醫生表示，李志衡患上嚴重的精神分裂症和被害妄想症，他有這個病已經三年了。

為什麼李志衡會發狂？醫生發現，他對警車、消防車發出的「嗚嗚聲」敏感，當他聽到這些聲音，會情緒不穩。

可是，李志衡住的是長沙灣元洲街邨第四座十二樓，一九九四年後稱為元洲邨。元洲邨對面就是荔枝角消防局，當消防車出動的時候，總會出現「嗚嗚」的警笛聲，那又如何可以避免讓他聽到「嗚嗚聲」？

在青山醫院治療半年後，李志衡出院，但由於病情嚴重，醫生吩咐他的家人，每個月要帶他到油麻地精神病治療中心覆診，這任務由李志衡的妹妹負責。

李志衡治療了八年，期間雖然偶有病發需要入住精神病院，但情況總算穩定過來。

一九八二年六月三日，中午十二時四十二分，荔枝角消防局接到火警通知，青山道一幢大廈發生火警，惟抵達後卻發現，此乃虛報。

虛報惹來了消防車，也響起了「嗚嗚聲」，住在元洲街邨、已經二十八歲的李志衡，一聽到「嗚嗚聲」，就覺得是警察要來捉拿他的警車聲。

當時，只有他跟母親和李妹在家吃飯，他渾身不舒服，立即衝進廚房，雙手抱頭，瑟縮一角。

接着，他在廚房中找出菜刀、牛肉刀、三角銼和木工銼。

這時候，李母走進來，李志衡二話不說，用手中的武器向李母襲擊過去！

李母的慘叫聲，讓李妹立即走過來阻止，李志衡見到拿着精神科藥物的李妹，頓時毫不猶豫的施襲！他記得，他不想服這些藥，但家人曾經為了讓他服這些藥而欺騙他，在飯中混和藥物，想害死他。

李志衡行兇後，立即奪門而逃。

他全身是血，雙手拿着菜刀和牛肉刀，腰間掛着三角銼和木工銼，沿着後樓梯、由居住的十二樓一直跑、一直跑，跑到四、五樓之間。

這時候，他碰上了一對三十歲和二十八歲的姊妹，其中妹妹還懷有三個月身孕。二人在七樓的親友家中吃過午飯，沿樓梯拾級而下，準備回去公司上班。李志衡冷不防有人阻路，差點把那位姊姊撞倒，姊姊欲回頭罵他，他卻已經向二人手起刀落……

李志衡跑到大堂，再離開大樓。沿路的街坊見到他，都紛紛走避。

「嗚～嗚～」李志衡又聽到警笛聲，這是因為鄰居報警，警察接報而至。他慌忙逃走，最後來到元洲街邨第四座樓下的安安幼稚園。

他走進幼稚園，也許是聽到音樂聲，他來到了音樂室。只見老師的手指在琴鍵上飛揚，小朋友們也快樂地歌唱，悠揚的樂聲，還有小朋友的笑聲，像夢幻的天堂一樣。

李志衡拿着雙刀、衣服帶血，緩緩從音樂室的門外走進去，像一個魔鬼闖進天堂。

　　一時間，全世界都靜了下來，琴聲沒有了、笑聲也沒有了，人人望着門外這個不速之客，都呆在原地。老師感到驚慌，嚇得發不出任何聲音。

　　李志衡雙眼掃視所有人，只見一個學生站了起來，向他走去。

　　李志衡想也不想，執起三角銼，刺向這位三歲的馮同學……

　　音樂室頓時亂作一團，小朋友、教師都驚慌不已，慌忙逃跑，李志衡也離開音樂室，沿路上他見人就刺，也不知道刺傷、刺死了多少人。

　　之後，李志衡跑到隔壁的寶血會嘉靈學校，只見一班五年級的學生正在上體育課。他進入校園，朝操場的方向走去，學生們一見到他，就像看見鬼一樣，紛紛後退逃走，一名十一歲姓鄺的學生用球擲向他，他頭部中球後，人也變得更癲狂了，他向這群學生衝過去，劈傷這個姓鄺的學生，也斬傷了多位同學，然後向元洲街邨第五、六座方向發足狂奔。

　　走到元洲街邨第五、六座，他見到一個安安幼稚園的男校工，正在安排老師帶領小朋友離開學校！李志衡盯着這個男校工，男校工也

向前踏了一步，彷彿是要保護學生，李志衡拿着雙刀向這位男校工衝過去……

李志衡斬傷男校工之後，開始感到疲倦了，這時候，他見到一個警察。

這位警察姓陳。當時的情況是，有許多人打九九九報警，警方大致知道有狂徒出沒，剛好在附近的陳警員率先接報到場。他原本要去元洲街邨第四座，但在途中已跟李志衡碰上。

李志衡見到警察，就拿刀向陳警員的胸膛刺去！他瞄準心臟的位置，眼見陳警員來不及防備，以為會一刀見血，豈料陳警員胸前有硬物阻擋刀子前進。

原來，李志衡剛好刺中了陳警員胸口前的「更簿」，替他擋了一劫……

李志衡一擊不中，呆了半秒，立即遭到陳警員反客為主，企圖把他按在地上，李志衡反抗，二人糾纏在一起。

這時候，另一位警員前來增援，他拔出佩槍，在多番警告無效之後，他朝李志衡的小腿開了一槍，子彈擦傷了李志衡，這一痛讓李志衡停止了攻擊，並放下雙刀，兩名警員合力把他制服和拘捕。

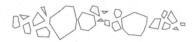

元洲邨安安幼稚園事件落幕，結局是悲劇的：

李志衡的母親被一刀斬斷頸動脈致死，背部有刀傷；李妹心臟、肺部被刺破而當場斃命，而腹部亦被刺穿。

在樓梯跟李志衡碰上的兩姊妹受重傷。

安安幼稚園馮同學被三角銼刺穿心臟死亡，另有三位同學在混亂中被斬死。挺身而出的男校工受傷。

寶血會嘉靈學校用球擲向李志衡的鄺同學受重傷。

整個事件中，六人死亡，四十四人受傷，所有傷者均被送往明愛醫院救治。

一九八二年六月五日，李志衡以謀殺及傷人罪名，在北九龍裁判法院提堂。由於他也受了傷，在羈留病房扣押中，所以當日「缺席提堂」，法官將案件押後至六月十日再審訊。

六月十日，由於李志衡精神有問題，法官同意將李志衡送入青山

醫院扣押。

一九八三年四月二十四日，案件在最高法院開審。他被控於一九八二年六月三日，在九龍深水埗元洲邨殺死六個人，犯了謀殺罪。此外，同時被控三十九項蓄意傷人罪。

李志衡承認蓄意傷人，但否認六項謀殺罪。

一九八三年四月，最高法院作出宣判：李志衡六項誤殺罪及十九項蓄意傷人罪成立，判處羈留於小欖精神病治療中心，無限期入院令。

一九八二年發生的安安幼稚園事件，被視為政府未有關注精神病患者，以及未為他們提供適切援助的證明。

大眾關注的，除了是恐怖的暴力，還有李志衡的背景：他患了精神分裂症。他在案發前六年，因為與鄰居打架被捕，而被醫院診斷出這個病症。他不但學業成績差，更有一些怪異行為，例如將藥水倒入米缸作「消毒」。他的父親曾要求不要把未完全康復的李志衡釋放，但醫院未有聽從。此後，李志衡多次製造事故：他曾經襲擊鄰居的幼兒，更兩度殺害母親不遂！他曾因以上種種而三度入院以及一次被警

方拘捕；且後來才知道，他曾經停藥了一段時間，家人因此試圖將藥物混和食物給他服用，但被他識破，所以他認為家人想毒殺他。而李志衡的失常觸發點是警笛聲，這種不穩定因素，對家人和鄰居來說，都是威脅。

李志衡的背景都被傳媒廣泛報道了，大眾高度關注事件。為什麼如此有潛在暴力危險的人，可以放在社區內而沒有專業人員看顧？

改善精神科服務的新政策

由於社會關注，敦促政府盡快落實改善和規管精神病患者的相關措施，促使香港推行全港性的精神科社康護理服務。當時，盧海懷醫生是醫務衛生署精神科總顧問醫生，他與幾位資深精神科醫生商討後，制定出兩項政策改善精神科服務，以釋除公眾的憂慮。兩項政策分別是：一、優先覆診制度（Priority Follow Up System，下稱PFU System）；二、二十四小時精神科緊急電話熱線。

什麼是 PFU System？

PFU System 目的是為了及早辨識和跟進有暴力傾向或刑事暴力記錄的精神病患者，為他們安排適當的治療，並且緊密跟進他們的病情。這個計劃制定了一系列暴力犯罪高風險因素給病人測試，測試的結果會顯示精神病患者犯下暴力罪案的風險指數，稱為 PFU 指數（PFU Status）。在醫院管理局（醫管局）接受精神科服務的病患

者，如以風險程度作分類，大致可分為「普通病人」（Non-PFU）、「目標群組」（PFU-Target）和「次目標群組」（PFU-Subtarget）三類：

一、沒有暴力傾向或刑事暴力記錄的精神病患者為「普通病人」；
二、有暴力傾向或刑事暴力記錄的精神病患者一般會被納入「目標群組」；
三、在「目標群組」內有較嚴重暴力傾向或嚴重刑事暴力記錄並被評估為較高危的病患者會被納入「次目標群組」。

由不同醫護人員組成的跨專業小組，會按病人的需要和風險狀況，制定相關的護理計劃。其中有關「次目標群組」和「目標群組」的安排如下：

一、所有屬於「次目標群組」的病人，都需要由社康護士或醫務社工長期跟進，定期探訪；
二、在「目標群組」內的病人，主診醫生會按病人的需要和風險狀況，安排合適的支援。

病人被歸類入一個群組，並不代表他一輩子都要背着這個群組的標籤。醫管局設有既定程序，評估病人是否適合從 PFU System 中被剔除。跨專業的醫療團隊（包括：主診醫生及其主管、護士、心理學家、社工及職業治療師等）會為病人做詳細風險及獨立生活能力的評估，評估範圍包括：精神狀況、風險因素、居住環境及家庭支

援、覆診和服藥記錄、有否濫藥或酗酒習慣、獨立生活能力及重犯風險等。如果病人有良好的社區生活能力，並且保持良好狀況（包括無暴力行為及傾向、穩定的精神狀況、良好社區支援及定期覆診和服藥記錄）達三年（適用於「目標群組」）或七年（適用於「次目標群組」），醫管局會經過跨專業的醫療會議，考慮將病人從該系統中剔除。

可是，如果納入 PFU System 的病人拒絕接受相關的護理計劃，怎麼辦？根據計劃所指，主診醫生會根據病人當時的精神狀況及風險程度作出適當安排，如加強社康護士支援及增加探訪次數等。假如「次目標群組」的病人沒有依期覆診，精神科門診將會在即日內追蹤病人並提供支援；而「目標群組」的病人未有依時覆診，精神科門診將會在三天內追蹤病人。

屬於「獲有條件釋放」類別的病人，如果沒有遵守所規限的任何條件，以及主診醫生認為，為該病人的健康或安全，或為保護他人着想，有需要將該病人召回精神病院，醫生可根據《精神健康條例》（第 136 章）第 42B 條，把病人召回精神病院。如病人不屬於「獲有條件釋放」的個案，但其病情足以構成理由將他羈留在精神病院內以接受觀察（或接受觀察後再接受治療）；而該項羈留是為該病人自身的健康或安全，或是為保護他人着想，則法院可引用《精神健康條例》（第 136 章）第 31 條作出命令，授權將該病人羈留於精神病院以作觀察和治療。

二十四小時精神科熱線的執行

二十四小時精神科緊急電話熱線推出之後，醫院會規定每位精神科醫生上班時必須攜帶傳呼機，二十四小時輪流值班，解決市民的精神和情緒問題。當時，所有醫生須將市民的查詢和案情記錄在案，並統一在早上開會時向院長或高級醫生報告。如當值醫生未能馬上解決市民的疑難，則需在會上諮詢其他醫生，稍後再回覆市民，為每件個案研究跟進的方案。

除上述兩項方案外，一九八〇年代亦曾有人建議組織「危急應變小組」，要求精神科醫生全天候待命，若接到緊急求助電話，須立即趕赴現場處理案件。然而這項措施在實際執行上困難重重，因此最後並未獲通過實施。

其他相應措施

另一方面，政府亦提高釋放精神病康復者出院（包括精神科監獄）的條件，亦使「無限期醫院令」變相成為一九六六年停止執行繯首死刑後，香港法庭可判處的最重刑罰。

一九九五年，法醫精神科部門成立，主要為涉及刑事罪行的精神病患者，提供全方位的臨牀評估及治療。除此之外，具有嚴重暴力傾向的精神病患者，亦會被轉介到法醫精神科部門，以尋求專業指導，或直接交予這部門跟進。

這個 PFU System 從一九八二年開始，一直沿用至下一次的改進計劃，中間竟然相距差不多三十年！其實，PFU System 所用的暴力犯罪高風險因素，當年因為要急於推出，大致上是參考外國的研究，而未有在香港做一個適合本地情況的評估。我明白當時社會的急切性，但直到二〇二〇年另一宗慘案（葵盛東邨事件）發生，二十多年來竟然從來沒有為這個制度、這套風險評估做過任何適合香港的大型研究和檢討，究竟這制度是否恆之有效？有沒有不足的地方？對社區有沒有足夠保護？分類對病人是否公平公道？都沒有客觀的數字可以讓我們知道。

不過，PFU System 推出，終究還是為香港精神健康服務踏出重要的一步。但有關當局只是見一步走一步，沒有跟進檢討，埋下了另一個不幸的伏線——香港精神健康服務的下一個改革，還是以一個悲劇做開頭……

參考資料 :

Anita C K Lee, Gigi Lam, "Hong Kong's Mental Health Policy － Preliminary Finding", International Journal of Social Science and Humanity, Vol 5, No. 7, July 2015, 040-045

Jay P. Singh, Stå〵l Bjørkly, and Seena Fazel, "The International Risk Survey: Country-Specific Findings － Violence Risk Assessment in Hong Kong", International Perspectives on Violence Risk Assessment, 2016, P252-253

香港改善精神病患者社區照顧專家小組 :〈香港精神健康政策改善建議書〉, 香港〃2010 年 12 月

二〇一〇年十一月三日（星期三）立法會新聞公告〈立法會九題 : 醫院管理局精神科服務〉https://www.info.gov.hk/gia/general/201011/03/P201011030253.htm?fbclid=IwAR1_h416QwcDfjbgRNTiUKnIhYOxaMydgIJ84Qp-ylf7EU3lS65VHEawcBc

陳仲謀醫生 :〈時光倒流三十六年（上）〉《信報 · 信健康》, 2019 年 1 月 15 日 https://health.hkej.com/health/article?suid=2037860&subjectline=%E6%99%82%E5%85%89%E5%80%92%E6%B5%81%E4%B8%89%E5%8D%81%E5%85%AD%E5%B9%B4%EF%BC%88%E4%B8%8A%EF%BC%89&fbclid=IwAR2LMZzPhDdMD24s2uj72dTTEGH7_R0Rjkl7s0kbX0mPS65Twqgl58WFmaw

安安幼稚園慘案參考：

元洲街安安幼稚園斬人案，「維基百科」網站

〈有殺無賠　安安幼稚園泣血〉，重案組黃 sir 系列《瘋狂殺人案》
https://akoe123.blogspot.com/2018/05/blog-post_29.html

元洲邨安安幼稚園斬人案（一九八二年）　香港重案網頁　2017 年 7 月 23 日
http://hongkongheavycase.blogspot.com/2017/07/1982_23.html

第
二
部
分

葵盛東邨連環兇殺及傷人事件

——香港如何提升精神健康服務

一九八二年後推出的 PFU System，一直是香港有照顧暴力傾向的精神病患者的對策。政策一直沿用着，直到二〇一〇年五月八日，葵盛東邨發生以下事件……

葵盛東邨事件

李忠民，事發的時候四十二歲，雲南昆明人。他的故事，應該要由他在雲南娶妻生子說起。

李忠民與李姓的妻子都是雲南昆明人，二人青梅竹馬，也是中學同學。一九九三年二人在內地結婚生子，其後一家三口先後申請來港居住，直到一九九七年團聚，他們一家當時住在青衣長發邨的一個公屋單位。

來港後，李忠民在螺絲廠做送貨的工作，但妻子卻嫌棄他賺錢少，加上香港的公屋單位細小，比內地的普通單位還小，妻子更不是

味兒，二人經常吵架。一九九八年，他的妻子決定找工作，在電子廠當夜班工人，但李忠民卻開始懷疑她紅杏出牆。

一九九九年，為了生計，李忠民竟然去做扒手，但在油麻地偷取一名女子的手機時失敗，被當場逮捕，更因為身上藏有刀片，最後被判監八個月。當時，李忠民在羈留室，就突然失控地以頭狂撼木枱……

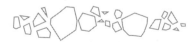

李忠民出獄後，一直懷疑妻子賣淫，他曾跟街坊說，親眼目睹妻子在荃灣穿着一身性感打扮，跟陌生男人拉拉扯扯。他又聲稱，妻子跟荃灣一個黑幫人物搭上了，說這個黑道，在他的家中安裝攝錄機，要監視他。李忠民因此感到非常憤怒。

二○○○年十月一日，李忠民跟妻子吵架。翌日，李忠民餘怒未消，又跟妻子吵起來，言語間，妻子挑釁性的回應：「對呀，我會找他（黑社會男友）來打死你！」

這時李忠民卻沒有回應，默不作聲。一會兒，李妻走到廚房煮麵。

她把水煲熱，然後把麵放進鍋內……

突然，她感覺到後腦一陣劇痛，下意識用手摸一下，全是鮮血……

「哇！」她慘叫。回頭一望，只見李忠民拿着菜刀，高舉過頭，就要向她的腦袋劈去！她伸出左手擋格，只感到左手再一陣劇痛，一隻手指被斬斷，掉在地上。

她立即逃走，離開廚房、離開家門，在走廊上拔足狂奔！而李忠民則在她身後狂追！

這時候，李妻發現一個小女孩在走廊上玩耍，小女孩的家門正打開，李妻想也不想，一手抱起這位小女孩，就衝入這個單位，然後請求鄰居報警。

同時，在單位內的小女孩母親因為聽到走廊有聲，準備走出去望個究竟。她見滿身鮮血的李妻跑了進來，先是吃了一驚，然後當機立斷的把大門關上，再報警。

很快，警察來到，李妻見到警察，十分激動的講述事發情況；相反一早回到家中的李忠民卻表現得冷靜，當警察拍門的時候，他承認了所有事，並叫警察把他拘捕。

翌年，他承認意圖傷人罪，被判囚三十二個月。由於法醫精神科

醫生證實他有精神分裂症（Schizophrenia），所以李忠民要在小欖精神病治療中心服刑。

至於李妻亦決定跟他離婚。

李忠民完成服刑之後，再入住了中途宿舍，幫助他重投社會。二〇〇四年，他因為病發，在葵涌醫院留醫了九天。

由於跟妻子離婚，他於二〇〇五年初被安排調遷石籬邨。這時候的李忠民，似乎並未完全康復，跟街坊的關係惡劣，常常鬧人、打人，街坊多次報警。可能關於他的投訴繁多，二〇〇五年七月，被調遷到葵盛東邨——這次事件的舞台。

調遷，只是把同一個問題，由石籬邨的人承受，改為由葵盛東邨的人承受，根本沒有解決問題。李忠民的故事，在另一個舞台上重現：鬧人、打人，然後又鬧人、又打人。

住在盛國樓的一位女住客劉小姐透露，李忠民對小朋友的聲音非常敏感，一聽到嘈吵聲便會用粗口大罵；又曾經用鐵通擊打鄰居的閘門，要求鄰居保持安靜。她又透露了兩件事：一年多前，李忠民誤會劉小姐家中傳出嘈吵聲，竟然持着一對帶鋸齒的軍刀拍門喝罵，劉小

姐開門了解，李忠民更企圖衝入她的家！幸好劉小姐的男友及時關上鐵閘，事件中李忠民更割傷了自己的大腿。另一次，她帶小朋友到公園遊玩，可能出門前弄出了些聲響，李忠民竟然一直跟蹤她至公園。

另一位住客陳女士表示，她的年幼子女曾經在走廊玩耍，因為聲浪打擾了李忠民，他便走出來喝罵，更恫嚇他們：「信唔信攞拿刀斬你？」

更讓人吃驚的是，李忠民在鐵閘裝設閉路電視，曾經有夜歸的街坊在他睡覺時間經過他的家門口，翌日即遭他指罵，很明顯地，在他醒來後是會翻看閉路電視的內容……

另外，根據警方的記錄，二〇〇八年，李忠民曾經因為在邨內毀壞物件而被捕。

至於他的精神分裂症，李忠民一直有到醫院覆診。他有社康護士跟進，是「次目標群組」（PFU-Subtarget），屬於「高風險」病人了。社康護士至少在事發前一年多，每月家訪他一次，但有時會被他拒絕，這時候社康護士會透過電話詢問情況。但李忠民是願意到醫院覆診的。而他最後一次覆診是在二〇一〇年四月二十二日，即案發前兩星期左右，當時的主診醫生並沒有察覺他有異常。

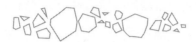

　　李忠民住在葵盛東邨盛國樓八樓某單位。二〇一〇年五月八日這一天的早上，他來到地下電梯大堂，因為他認為女保安員掃地的時候聲響太大、太吵耳，所以又開始狂罵。女保安員忍不了，出言反駁，豈料她似乎勝了一仗，李忠民竟然一聲不響，乘電梯回家。

　　大約十一時十五分，李忠民手持一把一尺長的軍刀離開家門。他走樓梯，在七樓的梯間，遇到兩名女住客劉婦和譚婦，他突然向劉婦施襲，在其左胸刺了兩刀，劉婦大吃一驚，負傷逃命，逃到六樓時不支倒地；譚婦則繼續狂奔，到了地下大堂被追上，李忠民一刀刺向她的腰部。當時大堂有許多街坊，有人奪門而逃，有人呆立當場，而李忠民的雙眼鎖定了目標：女保安員，他衝向女保安員，雙方曾追逐糾纏，混亂中椅子及坐地風扇等物件被推翻，梳化及地下血漬斑斑。最後女保安員被李忠民刺傷，倒在地上。

　　之後，手握染血軍刀的李忠民走出盛國樓，直衝二十米外盛安樓地下的管理公司辦事處。當時辦事處有兩名物業主任郭先生和梁先生，李忠民進入辦事處，先向郭先生的頭頸部位施襲，郭先生當場喪命，梁先生撲前制止，慘被斬至重傷。當時辦事處內多名職員目睹斬人經過，嚇得魂飛魄散，更有女職員痛哭。

李忠民為什麼要到辦事處行兇，有說他曾要求調遷不果。但其實負責調遷的是房屋署，並非管理公司……

行兇之後，李忠民的情緒終於平復。他站在管理公司辦事處門外，點起一根香煙，另一隻手仍然拿着血刀……

警方衝鋒隊這時候趕到。就像當年斬妻子時一樣，李忠民異常平靜的接受拘捕。他與死傷者糾纏間手部受刀傷，經治理後轉送青山醫院扣押。

事件導致二死（劉婦、郭先生），三重傷（譚婦、梁先生、女保安員）。

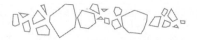

二〇一〇年五月十日早上，李忠民在荃灣裁判法院提堂，他被控兩項謀殺及三項傷人罪名，案件押後到五月二十四日再審，等候兩份精神科醫生的報告，期間需要還押小欖精神病治療中心。

二〇一一年八月，李忠民在高等法院承認誤殺及蓄意傷人等罪。九月一日，在參閱被告的兩份精神科報告後，法官確認他對社會構成危險，判他入住小欖精神病治療中心接受無限期入院令。

為 PFU System 提供法律根據

　　葵盛東邨事件發生後，PFU System 其中一個最為顯著的問題廣受關注。那就是這系統並不具備法律效力，假如有暴力傾向的精神病患者拒絕精神科護士的照顧和探訪，護士並不能採取任何強制行動來跟進這個個案。比如在葵盛東邨事件中，涉案病人屬「次目標群組」，但他在事發前拒絕了社區精神科護士的探訪。然而，由於他仍然定期到門診覆診，因此並不能強行將他送院接受治療。這反映 PFU System 欠缺法律效力，亦不等同附有條件的出院或任何形式的強制治療，因此未能發揮其效用。

　　另一方面，每間醫院跟進和對待患者的方式有機會存在一點點差距，因為醫管局只列出了指引，沒有一套仔細的標準，同一個病徵，不同醫院的評估等級可能並不一致，導致分類錯誤、過早出院、未能妥善跟進病人情況等問題出現，容易造成混亂。

　　為了解決以上問題，醫管局建議為 PFU 患者制定明確的系統，並設立跨地區的 PFU 數據庫，令各地區可以互通資訊，以劃一的方針對待 PFU 的目標患者。醫管局又建議為 PFU 系統提供法律根據，當病人不合作時，由法律授予精神科護士強制病人接受探訪和治療的權力。

　　二〇一三年，醫管局成立了 PFU 改造小組（PFU Revamp Task Group），目的是改善 PFU 系統，並擴大系統原有的服務。Special

Care System（下稱：SCS）於是應運而生。

什麼是 SCS？

SCS 會綜合不同精神病學科，分析病人的風險和需要，並為他們劃分不同等級，給予合乎等級的治療。需要「重症監護」（Intensive care）的病人，分級主要有以下標準：

一、現在或未來有高風險做出嚴重暴力行為；

二、病情具極高或相當高的臨場複雜性（extreme or very high degree of clinical complexity）

三、曾有不良臨牀或社會記錄。（unfavourable clinical and social status）

決定病人需要密切治療必須經過精神科多部門會議，或臨牀醫療團隊會議。而需要「特別治療」（Special care）的病人有以下條件：

一、現在或未來有高風險做出嚴重暴力行為；

二、病情在很大程度上需要臨牀上的特別治療（have high degree of clinical complexity requiring special care）。

以上，只有精神科副顧問醫生或顧問醫生才有權作出決定，然後在臨牀醫療團隊會議通過。

在 SCS 系統下，一般病人會得到傳統治療（Conventional care）。這項系統在提升或降低病人的治療等級時也有詳細的準則，病人的一切數據會被記錄為 SCS 數據（SCS status）。SCS 系統在二〇一四年底正式實施。

成年人精神健康服務計劃

葵盛東邨事件後，醫管局審視當時的精神病醫療服務，發現當時的精神健康服務無論在服務結構、過程和成效方面均有許多不足之處。為改善以上問題，醫管局在二〇一〇年推出了「二〇一〇至二〇一五年香港成年人精神健康服務計劃」（下稱「精神健康服務計劃」）。「精神健康服務計劃」中，醫管局定立了多項目標，務求在五年間改善於專科醫療、基層醫療及社區層面發展精神健康服務。計劃中，有六個策略目標：一、為發展高質素及成效為本的精神健康服務；二、及早識別潛在精神病患者並作出治療及護理（包括病人自我管理）；三、為於可行情況下在基層醫療體系為一般精神病患者提供治療及護理；四、進一步發展及擴展社區精神健康醫護團隊；五、為重整住院及醫院門診服務，提供新的治療環境；六、加強與醫管局以外的殘疾支援服務及復康機構的合作。

「精神健康服務計劃」十分全面，本文聚焦嚴重精神病患者的問題，所以想介紹當中兩個跟嚴重精神病患者相關的部分，分別是「思覺失調服務計劃」和「個案管理計劃」。

一、「思覺失調服務計劃」

早在二〇〇一年，醫管局已經推出了「思覺失調服務計劃」，為十五至二十五歲初患精神病的年輕人，提供轉介、評估及治療服務。此外，亦透過公眾教育和宣傳活動，加深市民對精神健康的認識。而在「精神健康服務計劃」中，希望「思覺失調服務計劃」能擴闊年齡範圍，除了年輕人之外，亦及早為患有思覺失調的成年人進行評估。

二、「個案管理計劃」

「個案管理計劃」在當時是一個新計劃，希望為嚴重精神病患者提供深入、持續和個人化支援。計劃指定一名能與病人建立緊密服務關係的「個案經理」，按照病人的需要和風險狀況制定護理計劃，並與精神健康綜合社區中心等各個服務提供者緊密合作，為居於社區的嚴重精神病患者提供有系統的支援。

這是二〇一〇年的計劃，十年間成效如何？我們根據政府在二〇一七年公布的《精神健康檢討報告》，作進一步檢視。

《精神健康檢討報告》

香港特區政府在二〇一三年五月成立精神健康檢討委員會，然後由食物及衞生局於二〇一七年四月十八日公布了一份《精神健康檢

討報告》（下稱《報告》），這是現時最新一份由政府主導的精神健康報告書，內容全面，包括心理健康推廣、兒童及青少年精神健康服務、成人精神健康服務、長者認知障礙症支援服務和在香港引入社區治療令的適用性與可行性。

其中，「成人精神健康服務」的部分，有談到香港當時有關嚴重精神病患者的加強服務的進展，包括會視乎嚴重精神病患者的治療需要，提供住院、門診或外展精神科服務，亦會推行醫社協作，為他們提供綜合支援服務。此外，亦已改用較新和副作用較少的精神科藥物，並把所有新一代的口服抗精神病藥物（除有副作用的氯氮平（Clozapine）外），由醫管局藥物名冊的專用藥物類別改為納入通用藥物類別，使這些藥物成為第一線藥物等。至於之前談到的「思覺失調服務計劃」和「個案管理計劃」，亦有一些進展和建議：

一、「思覺失調服務計劃」成效

根據《報告》，地區服務中心為十五至六十四歲的病人、在病發首三年的關鍵期內，提供轉介、評估及治療服務。換句話說，「精神健康服務計劃」中希望擴闊這個服務的年齡範圍，已經成功實踐，由十五至二十五歲，擴闊至六十四歲。（註：按現時「思覺失調服務計劃」網頁提到，醫管局在全港設有七個「思覺失調」分區服務中心，每個中心均有一隊由醫生、護士等所組成的跨專業隊伍。）

此外，《報告》指出，在二〇一七年，每年約有一千三百名病人

在「思覺失調服務計劃」下接受深入的護理服務，而這個計劃已經縮短了由症狀出現至施行介入治療之間的時間，從而減低日後復發的風險。這都是進步的方面。

但由於資源有限，並非所有首次病發的新個案都涵蓋在計劃內。所以，《報告》建議，醫管局應把「思覺失調服務計劃」擴展至涵蓋所有首次病發的新個案。

二、「個案管理計劃」

「個案管理計劃」在二〇一〇至二〇一一年正式推行，正名為「個案復康支援計劃」，個案經理以「保姆」形式為康復者提供不少於一年的貼身跟進，透過為嚴重精神病患者提供持續及專門的支援，成功幫助不少病人重新融入社會。

由於試行順利，這計劃在二〇一四至二〇一五年度擴展到全港十八區。《報告》指出，截至二〇一六年十二月三十一日，計劃為約一萬五千名居於社區的嚴重精神病患者提供服務。個案經理與嚴重精神病患者的比例維持在一比四十七左右。

《報告》希望，能在二至三年內把比例改善至大約一比四十，讓個案經理可為病人提供更有效的支援。然而，據二〇一九年的報章報道，九龍西醫院聯網下共有一百四十名個案經理，跟進逾五千宗個案，推算一名經理跟進超過五十名病人，離一比四十的目標尚有距

離。這雖然不是全港性的統計，但距離目標比例仍然有很長的路要走。

二〇二〇年《報告》落實情況

食衞局於二〇一七年成立「精神健康諮詢委員會」，跟進落實《報告》的建議。二〇二〇年一月十日，立法會衞生事務委員會的一份《加強精神健康服務討論文件》中，有一份〈精神健康諮詢委員會工作報告〉以及名為〈《精神健康檢討報告》的四十項建議〉的附錄（下稱「附錄」），這是香港有關精神健康的最新發展。

根據「附錄」，醫管局正檢討「思覺失調服務計劃」的服務模式。預期於二〇二〇至二〇二一年度內完成檢討；「個案管理計劃」方面，雖然仍然未達目標比例，在二〇一八至二〇一九和二〇一九至二〇二〇年度，醫管局分別招聘了額外二十名個案經理。而接下來亦會繼續增聘人手，以達到一比四十的目標。

我認為，照顧嚴重精神病患者的精神健康之路，仍然漫長，雖然我相信已經走在正確的路上。

社區治療令與「有條件釋放」

最後，我想談談「社區治療令」的問題。「精神健康服務計劃」參考了澳洲政府「頒布社區治療令」的策略，即向嚴重精神病患者實

第二部分

施強制治療。但計劃只提議全面檢討精神健康的立法事宜，並未提出具體執行計劃。而《報告》亦認為，無法確定「社區治療令」所帶來的效益足以彌補公民自由所受到的限制，或「社區治療令」可減少涉及精神病患者的慘劇發生，所以認為在有需要時可以再審慎研究。

另一方面，《報告》則建議醫管局檢討《精神健康條例》中的「有條件釋放」條文，認為現行法例中，「有條件釋放」機制只適用於被強制羈留，並有刑事暴力的病歷或有使用刑事暴力的傾向的人，《報告》建議涵蓋範疇可擴大至包括曾證明有高自殺風險的病人，或情況已惡化至可能對他人構成危險但並無違反釋放條件的病人。

「社區治療令」在英國討論了很多年，一直沒有結論。我相信醫管局在可見的將來都只會一直「審慎研究」下去，因為沒有人願意說，無論「社區治療令」還是「有條件釋放」，應該涵蓋多少人，尤其當一個人還沒有犯案的時候，如何強迫他們接受監管？這是跟人權有關的問題，沒有一個地方會答應。雖然，有時候我們會覺得某個沒有犯案的病人，犯案的風險很高，但風險也只是計算出來而已，即使是說八成犯罪機會，但終究還有兩成不犯罪的可能。

當然，我是期待有一個兩全其美的辦法，但這留待更有智慧的人研究了。

總結

　　從安安幼稚園事件到今天，香港精神健康發展已經走了很長的路，但仍然有更遠的路要走。事實上，近年仍然有一些精神病患者犯罪的案件發生，如二〇一七年二月十日，一個有妄想症的病人在港鐵列車上放火自焚，做成一死十八傷（死者是病人自己）；亦不時有一些家庭慘案發生。我們很難保證有一個百分百完美的制度去幫助嚴重精神病患者與維護公眾安全，但我相信憑着醫護的努力，「救得一個得一個」，終有一天人類可以戰勝這個病。

　　前文一直沒有談及，其實這十年來有關精神病的宣傳上其實做得不錯，許多人對精神病有很基本的認識，不再歧視，亦沒有諱疾忌醫，更多是關心身邊人的精神和情緒問題。病人需要關懷，在談公眾安全之前，或許更應該照顧病人的需要。

參考書目：

香港特區政府食物及衛生局：〈香港精神健康報告〉，2017 年

https://www.fhb.gov.hk/download/press_and_publications/otherinfo/180500_mhr/c_mhr_full_report.pdf

立法會 CB(2)884/16-17(01) 號文件：〈立法會福利事務委員會及衛生事務委員會聯席會議　社區精神健康服務及相關福利事宜〉，2017 年 2 月 24 日

https://www.legco.gov.hk/yr16-17/chinese/panels/ws/papers/hsws20170224cb2-884-1-c.pdf

立法會 CB(2)1892/10-11(02) 號文件：灣仔區議會麥國風議員意見書：〈令病人開心、家人放心、市民安心，以達到社區安全的精神健康服務建議書〉，2011 年 5 月 24 日

https://www.legco.gov.hk/yr10-11/chinese/panels/ws/papers/hsws0524cb2-1892-2-c.pdf

香港藥學服務基金：〈社區精神健康服務〉，《眾新聞》，2018 年 10 月 3 日

https://www.hkcnews.com/article/15385/%E7%B2%BE%E7%A5%9E%E7%97%85%E6%82%A3-%E9%A6%99%E6%B8%AF%E8%97%A5%E5%AD%B8%E6%9C%8D%E5%8B%99%E5%9F%BA%E9%87%91-%E6%8A%97%E7%B2%BE%E7-%A5%9E%E7%97%85%E8%97%A5%E7%89%A9-15385/%E7%A4%BE%E5%8D%80%E7%B2%BE%E7%A5%9E%E5%81%A5%E5%BA%B7%E6%9C%8D%E5%8B%99

〈醫院管理局二○一○年至二○一五年年成年人精神健康服務計劃〉

https://www.ha.org.hk/ho/corpcomm/Strategic%20Service%20Framework/Mental%20

health%20service%20plan%20for%20adults2010-15_CHI.pdf

思覺失調服務計劃網頁

https://www3.ha.org.hk/easy/chi/service.html#

〈《精神健康檢討報告》的 40 項建議〉，立法會衞生事務委員會 〈加強精神健

康服務討論文件〉，2020 年 1 月 10 日

https://www.legco.gov.hk/yr19-20/chinese/panels/hs/papers/hs20200110cb2-468-3-c.pdf

葵盛東邨慘案資料 :

陳仲謀醫生 :〈時光倒流三十六年（上）〉《信報・信健康》，2019 年 1 月 15 日

https://health.hkej.com/health/article?suid=2037860&subjectline=%E6%99%

82%E5%85%89%E5%80%92%E6%B5%81%E4%B8%89%E5%8D%81%E5%

85%AD%E5%B9%B4%EF%BC%88%E4%B8%8A%EF%BC%89&fbclid=Iw

AR2LMZzPhDdMD24s2uj72dTTEGH7_R0Rjkl7s0kbX0mPS65Twqgl58WFmaw

〈失常漢軍刀捅殺兩街坊 10 年前傷妻　上月剛覆診　無仇無怨追斬 5 人〉、〈曾

持刀圖闖鄰居門外設鏡頭 憎小孩嘈吵〉，《明報》，2010 年 5 月 9 日

〈疑兇拒護士家訪　醫生准暫停 4.1 萬嚴重精神病人居社區　150 社康護士跟進〉,《明報》, 2010 年 5 月 10 日

〈醫院保私隱　房署不知疑兇病況有威脅鄰居前科　按「給新環境」建議安排調遷〉,《明報》, 2010 年 5 月 11 日

〈鄰居難忘血案　行過仍心寒〉,《明報》, 2010 年 8 月 4 日

〈血洗葵涌　揭 10 年成魔路 狂漢前妻哭認：係我搞到佢變癲〉, 東周網, 2010 年 05 月 15 日

https://eastweek.my-magazine.me/main/6710

台鐵殺警一審無罪案

——台灣需要法醫精神科？

　　香港自八〇年代開始就關注如何照顧有暴力傾向的精神病患者的情況，醫管局也在一九九五年成立法醫精神科部門，二十多年來，處理過無數大大小小的案例，儼然一個龐大的資料庫，對未來可能發生的個案，都有充足的資料做準備。

　　但不是每一個國家／地區，都有完備的法例去應對精神病人可能發生的案件。近年亦不時有爭議的案件發生，如被拍成台灣電視劇《我們與惡的距離》，鄭捷在台北捷運犯下的無差別殺人案，他的精神狀況就受到一定討論。所以我在想，如果類似的案件在香港發生，又或如果其他國家／地方如香港一樣有法醫精神科部門和相關法例，情況會否不一樣？

　　在這一章節，我精選了台灣和韓國各一個案例，探討這個問題。

鄭再由台鐵殺警一審無罪案

事件

被告名叫鄭再由，五十四歲。前半生身世可憐：歷經失業、做生意遭騙錢、投資失利、妻子遇上車禍手術後肢體萎縮，家庭生活貧苦。種種打擊令他在二〇一〇年患上精神分裂症，又常常覺得會被人陷害。可是，他因為積欠了健保費（類似香港這幾年提倡的強醫金，強制付錢給衛生福利部的保險金），為了省錢，竟然自行停止覆診和服藥。

二〇一九年七月三日下午三時半，他在台南市小北百貨購買了兩把刀：紅柄嫁接刀和水果刀各一，原因是他精神分裂症的妄想症發作，以為朋友與女兒要合謀陷害自己，以得到保險金，所以首先需要一些利器防身。然後，他打算到台北舉行記者招待會，將自己遭人陷害的事情公諸於世！

這是事情的開端，也是慘劇的開端。

下午六時〇九分，他在台南火車站購買台鐵「台南至新左營」的莒光號全票一張，首先南下高雄，然後再乘搭自強號列車，北上台北。

到達高雄後，鄭再由轉車到自強號，卻沒有購買新營至台北的車票。當列車行經新營站至後壁站之間，列車長按慣例檢查乘客的車票，一直都相安無事，直至檢查到鄭再由。

列車長發現鄭再由並沒有北上列車的車票，要求他補票，可是鄭再由拒絕。列車長只好要求鄭再由下一個站（即嘉義站）下車。可是，當列車駛至嘉義站，鄭再由並沒有下車，雙方發生衝突，鄭再由從第三車廂跑往第四車廂，並不斷咆哮。這時候，內政部警政署鐵路警察局高雄分局嘉義派出所，派出二十四歲的警員李承翰上車處理。晚上八時四十五分李承翰到達車廂，以溫和的態度勸說鄭再由下車。可是，當鄭再由眼見有警員出現，情緒更加激動，突然在褲袋中取出之前買下的紅柄嫁接刀，刺向李承翰的左腹部！

李承翰不虞有此一着，沒有反應過來，左上腹被刺傷。但他仍然盡忠職守，為免持刀的鄭再由危及列車上其他乘客，奮力以雙手與鄭再由角力，這時候有乘客幫忙將鄭再由壓制，李承翰直到最後一刻才放開雙手。

事後李承翰被緊急送往嘉義基督教醫院急救。七月四日上午八時二十七分，李承翰因左上腹單一穿刺傷，而刺破下腔靜脈及右側結腸繫膜（傷口長一點八厘米），大量出血不治，享年二十四歲。

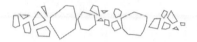

判決

一審判決：

　　案件於台灣嘉義地方法院審理，二〇二〇年四月三十日，鄭再由被認定「行為時有精神障礙，不能辨識行為違法」，依刑法第 19 條第 1 項規定，判決無罪。依據的刑法如下：

　　一、刑法第 19 條第 1 項：行為時因精神障礙或其他心智缺陷，致不能辨識其行為違法或欠缺依期辨識而行為之能力者，不罰。

　　（意思是假如疑犯在犯案過程中，因精神疾病或心智缺陷而失去邏輯判斷能力，未能判斷自己的行為對錯或是否違法，則可被判無罪。）

　　二、刑法第 87 條（第 1 項）因第 19 條第 1 項之原因而不罰者，其情狀足認有再犯或有危害公共安全之虞時，令入相當處所，施以監護。（第 3 項）前二項之期間為五年以下。但執行中認無繼續執行之必要者，法院得免其處分之執行。

（這條刑法則是指由於上述第一條因精神或心智問題毋須負上刑責的人，若仍有再犯罪或危害公眾安全的風險，須判「入相當處所」（即精神病院），受專業人士監護，監護期限為五年以下。如在監護期間，專業人士認為犯人已無受監護的必要，法院則會免除犯人的處分。）

判決令全台灣嘩然。

根據台灣嘉義地方法院的新聞稿，判處無罪有五個原因：

一、鄭再由自二○○一年開始，前往奇美醫院精神科接受治療，並於二○一○年被醫生診斷患有思覺失調症（台灣的精神分裂症，被稱為思覺失調症），但鄭再由於二○一七年二月三日看診後即與醫院失去聯絡。奇美醫院表示，鄭再由必須終身服藥以控制病情，停藥是會導致病情惡化的。可見鄭再由患有思覺失調症，為有精神障礙之人。

二、鄭再由在案發前兩日，其思覺失調症已經發作，妄想他的朋友要跟自己的女兒一起謀害他，騙取保險金。鄭再由於案發當日乘搭火車之前，陸續前往兩處派出所、台南市政府社會局、保險公司、議員服務處等地方，四處陳述有人要殺他以牟取保險金一事，希望解除保險契約云云。但鄭再由認為這些單位無法替他解決問題，故最後搭台鐵北上，進而發生此次事件。

三、鄭再由妄想自己被跟蹤、手機被監控，故刻意閃避行蹤，先自台南火車站南下前往高雄新左營站，再自該站搭乘台鐵一五二車次自強號欲前往台北，行為異常（編按：前往台北的正常路線是不用南下的）。當鄭再由在嘉義火車站被列車長要求下車時，仍然妄想有人要害他，語無倫次，足證鄭再由的精神狀態極度不穩定，嚴重影響其認知及理解能力，隨即持刀刺殺前來處理之警察。

四、鄭再由經台灣嘉義地方法院羈押後，嘉義看守所安排精神科醫師給予治療，醫師診斷後認為鄭再由「情緒激躁不安，自言自語，思考不合邏輯，答非所問，被害妄想，關係妄想，現實感不佳，缺乏病識感，給予抗精神病藥物、情緒穩定劑，病患持續接受門診治療，情緒改善，言談較為切題，但被害妄想仍存在，甚至談及妄想內容時，情緒會突然失控，病患目前精神症狀仍明顯須接受完善精神醫療照護」。足證鄭再由行兇時，確實患有思覺失調症，且處於發病狀態。

五、台灣嘉義地方法院將鄭再由送至台中榮總嘉義分院做精神鑑定，亦認定：鄭再由行兇時，處於思覺失調症急性發病狀態，且妄想內容與犯案行為有絕對的關連，故其犯案行為是受其精神狀態影響所致，已達刑法第 19 條第 1 項「因精神障礙而不能辨識行為違法」之程度。而鑑定醫師之後亦到法院證稱：「思覺失調症病人需要終身服藥控制，停藥兩年內，幾乎百分百會發病，而案發時鄭再由處於急性狀態妄想，加上智力退化理解力差，所以他已喪失辨識能力。」

綜合以上論據，台灣嘉義地方法院認為，鄭再由行兇時，因精神障礙而不能辨識行為違法，無法依據對於周遭之辨識而行兇，故鄭再由於行兇時具有刑法第 19 條第 1 項之情形，依法應為無罪之判決。

另外，因為鄭再由自認為了省錢，在自以為情況改善下，曾經中斷就診，也未有依時服藥，所以台灣嘉義地方法院為了避免其反覆發作以致危害公共安全，根據刑法第 87 條規定，鄭再由「令入相當處所」施行監護五年，即強制就醫五年。

二審判決：

無論如何，無罪是當時的一個答案。這樣的結果是不會令台灣社會接納，但他們的法院有上訴機制。二〇二一年二月二十四日，台灣高等法院台南分院二審改判鄭再由有期徒刑十七年，刑滿後「令入相當處所」施以監護五年。其中有關精神病說明的條文如下：

• 本院合議庭綜合卷內各項證據資料，並參酌榮總嘉義分院、成大醫院之精神鑑定報告、鑑定醫師之證詞，認定被告鄭再由於行為時，其精神狀態雖因精神障礙，致其辨識行為違法之能力與依其辨識而行為之控制能力均有顯著減低之情形，但並未達完全喪失之程度，僅依刑法第 19 條第 2 項規定減輕其刑，非屬同條第 1 項規定之行為不罰。

・本院合議庭以原審就被告鄭再由行為時精神狀態之認定有誤，原審認無辨識違法能力，並據為被告無罪判決，顯有不當，故予撤銷改判。並審酌一切情狀，判處如主文所示之刑。

　　（與一審的判詞比較，這次強調了鄭再由的病情「並未達完成喪失之程度」，所以改變判決。）

　　案件未知會否繼續有進展。

我對一審判決的看法：

　　假如在香港，鄭再由這樣的犯人必須接受法醫精神科的專家評估，撰寫報告後，再由專業人員判斷他在犯案時的病情是否嚴重、他是否需要接受特殊的精神治療等。這次案件中，我認為台灣方面也有精神科醫生診斷鄭再由，他的表現也合乎刑法中提及無法判別是非、無法自控的情況，因此判決大致是可以信服的。

　　然而，案件中的精神科醫生提到思覺失調症（即香港的精神分裂症）的病人必須終身服藥，否則病情會在兩年內復發，這個說法並不是絕對的。其實每個病人的病情和治療情況都不相同，在香港，一些病人的精神分裂症痊癒後，我也會嘗試讓他們停藥，再觀察他們停藥

後的反應。假如病人停藥後沒有任何復發的迹象，他們是可以完全停止服藥的。

我對二審判決的看法：

一、更認同一審對病情的判斷

其實看完以上所有資料後，法律上我不主張判鄭再由無罪釋放，但醫學上我更同意一審中指他「完全喪失程度」的判決。所謂「完全喪失程度」，其實是指病人因為精神疾病導致失去邏輯思考能力，無法認知自己在做什麼、無法判斷自己所做的行為對錯與否，或無法控制自己的行為等。

一般而言，我們很難證明犯人犯罪時是否知道自己在做什麼，所以只要有證據證明病人無法自控，我也會視他為嚴重受病情影響。而從我所得的資料看來，鄭再由在事件中因精神分裂症而在列車上發狂、無法與人溝通，亦無法停止自己的行為，這些行為充分反映他失去了邏輯判斷能力，也無法控制自己的行為，所以我認為，他其實是合乎「完全喪失程度」這個說法的。

但「完全喪失程度」而導致無罪釋放，這對公眾安全的保護而言，是十分不理想的。香港法律有一套「減責神志失常」（Diminished

第二部分

Responsibility）去解決這個問題，我們在下文加以探討。

二、難道監禁完再治療？

二審的判決，十七年的有期徒刑，是否一個合理的定罪，並不是本文的討論範圍。但我們發現，無論定罪與否，只要病人確定患有精神病，都會「令入相當處所施以監護」，意指入住精神病院治療，而鄭再由的監護期是五年。

換言之，在台灣，根據案情而判決的監禁期，以及因為精神病而作出的治療期，是分期執行的。這跟香港不一樣。在香港，證實患有精神病的人犯案，他是會在有精神病康復治療服務的小欖精神病治療中心服刑，同期治病，而小欖是一座由懲教署看管的治療中心，是跟監獄一樣的高度設防。

台灣的問題是，如果二審判決是最後的判決，那麼鄭再由「刑滿後令入相當處所施以監護五年」，是否代表他要在十七年之後，才能治病？這十七年會否開精神病的藥給他服用？有沒有精神科醫生替他治療？一來這是病人的基本權利，二來如果他二十二年後有機會重獲自由，中間十七年的時候有沒有人判斷他的病情會否更嚴重？五年的治療時間是否保證足夠？

這一連串的問題反映出兩件事：其一，把需要專業和特別照顧的

精神病人判入一般監獄，對病人來說並不恰當，且不公平。一般監獄缺乏專業的精神科醫生和護士，病人無法得到恰當的治療，情緒難以變得穩定，對病人本身有嚴重的影響。其二，把精神病人和一般人安置在同一個監獄，且不能確保病人的病情穩定，對其他囚犯和監獄中的工作人員都造成很大的威脅。

三、如果事件發生在香港

在香港，因精神病犯了嚴重殺人案的病人，的確會得到「減刑」：法律上會因為「減責神志失常」（Diminished Responsibility）而由謀殺改為誤殺。但這一種誤殺，不會讓他們提早出獄，而是判他們「入院令」（Hospital Order），嚴重殺人案幾乎都離不開「無限期入院令」（Hospital Order for an unspecified period），意指他們要強制到小欖精神病治療中心作無限期治療。

被判了「無限期入院令」的病人，要重投社會懷抱是非常難的。普通的終身監禁犯人，如果表現良好，還會得到假釋的機會；但一旦判了「無限期入院令」，病人如要「出院」，要由他的主診醫生撰寫和提交報告，然後向精神健康覆核審裁處（Mental Health Review Tribunal，MHRT）提出離院或轉院申請，MHRT 處理每個個案會由一個法官，三名法官委任的人士包括一名並非病人主診醫生的醫務成員、一位社會工作成員，以及一位有社會代表性的其他成員組成。這個團隊中的專業人士會一同審核主診醫生提交的報告，確保病人百分百康復，才會批准他離開——所以，病人出院會有一定的難度。

如果真的可以離開，因為他們曾經犯下嚴重罪案，大部分情況都是「有條件釋放」，根據《精神健康條例》42B「有暴力傾向病人的有條件釋放」，院長可要求獲有條件釋放的病人遵守下述事項：

一、居住在院長所指明的地方；

二、到院長所指明的醫院門診部或所指明的診療所；

三、服用醫生所處方的藥物；

四、受社會福利署署長監管。

又或，可以離開小欖精神病治療中心，但要入住青山醫院。小欖精神病治療中心是高度設防院所，是監獄級的醫院。青山醫院的設防跟普通醫院相當，這表示病人不需要如此高設防，但仍然要繼續醫病，他仍然是在接受入院令的情況下來到青山醫院，待遇跟在小欖精神病治療中心一樣，包括必須服藥接受治療。假如有一天可以離開青山醫院，也可能只是「有條件釋放」。要完全自由，道路很漫長。

所以，嚴重案件的病人，要離開小欖精神病治療中心，必須經過重重關卡，這是對社會的保障。慘劇，一件都嫌多。

四、台灣需要小欖？

剛才說過「令入相當處所施以監護」，意指「法院判決之監護處分，僅能在法務部設置或委由地方行政最高機關設置，具有精神科設備之醫療機構住院治療之方式執行」，即由法院指定的精神病院，但僅是一般的精神病院執行。這件事件發生之後，在台灣也掀起了建立司法精神病院的討論。

　　在這裏想介紹另一宗案件。台灣新北市男子陳昆明，二〇〇三年殘殺一對年僅八歲及九歲的劉姓小姊妹，他說自己「聽到惡魔的聲音」，所以被傳媒稱為「心魔殺手」。很明顯，他是因為患有精神分裂症，有幻聽，才會行兇。而當年，他因為有病而被輕判，僅需監禁十二年，之後更「幸運地」遇到特赦，服刑六年（二〇〇九年）就提前出獄了。豈料，隔年（二〇一〇年）十月，他竟然再下殺手，他在報紙刊登分類廣告，假裝要徵檳榔西施，一位少婦前來應徵，他用球棒活活打死她。

　　患有精神病的犯人提前出獄，導致另一悲劇發生。但我們不禁問，台灣不是出獄後有「監護」制度的嗎？為什麼陳昆明能夠在翌年立即行兇？的確，陳昆明減刑出獄後，曾於國軍北投醫院執行刑後監護兩年，可是竟然只執行了五個多月後，院方就說他已經痊癒了，批准他出院，重投社會。經過調查，原來陳昆明在監護期間有行為問題，造成病房工作人員的困擾，院方為了踢走麻煩人，竟然沒有向高檢署如實陳述陳昆明的真實病情和危險程度，反而建議結束住院治療；另一方面，負責批核的高檢署，又未有了解陳昆明的病情是否真的已有改善，僅憑醫院的建議，就草率向高院申請裁定讓陳昆明不用

繼續接受監護，讓他於二〇〇九年十二月重獲自由，導致十個月後的
悲劇發生。

　　台灣方面當年追究了病院、高檢署等組織，但我認為更應該關注
的是，雖然精神病院一樣有處理暴力精神病人的經驗，但跟一所他們
現在追求的司法精神病院還是不一樣。以香港為例，犯事的精神病人
會被判入小欖精神病治療中心，那裏的規模是跟監獄一樣高設防。一
般的精神病人不會被送到小欖精神病治療中心，他們會去例如青山醫
院這些普通的精神病院。犯事的精神病人跟普通的精神病人，不會在
同一所醫院接受治療。

　　而小欖精神病治療中心的特別之處，是那兒的懲教人員大部分都
是精神科護士，他們都是為了照顧精神病患者的特殊需要而特地去考
精神科護士執照的，當中甚至有一些具備註冊護士的資格。也因為這
些懲教人員既具備看管犯人的經歷，又擁有精神科的專業知識，所以
他們能夠與醫生相配合，讓懲罰與治療同步進行。

參考資料 ：

〈台灣嘉義地方法院 108 年度重訴字第 6 號被告鄭再由涉嫌在火車上刺死員警案件新聞稿〉

https://www.judicial.gov.tw/tw/cp-1888-206368-28db4-1.html

〈台灣高等法院台南分院 109 年度上重訴字第 537 號被告鄭再由殺人等案新聞稿〉

https://www.judicial.gov.tw/tw/cp-1888-378158-5dc71-1.html

首爾江西區網吧殺人案
——韓國「心神微弱」就可以減刑？

事件

二〇一八年十月十四日早上大約七時許，在韓國首爾市江西區內鈇山洞一棟複合式大樓的地下一樓網吧，三十歲、脖子上有紋身、戴着眼鏡的金成秀和他二十八歲的弟弟，來到準備消費玩樂。

他們被安排到一個座位，但座位上仍然留下前一位客人用餐後的垃圾和煙蒂。

二人向網吧投訴，其中一位姓申的職員立刻走到他們面前，打掃座位。

金成秀去完廁所回來後，發覺還沒有清理乾淨。兩兄弟走到櫃台前，不斷大聲的罵着髒話，要求申氏職員再次打掃。申氏職員低着頭、彎着腰，不斷向金氏兄弟道歉，然後拿着抹布再次打掃。

然而，金氏兄弟仍然感到憤怒，他們大吼：「你們服務這麼差，可以退款嗎？如果不能退款，我就拿刀殺了你！」退款的金額為一千韓元（即差不多七元港幣，而已）。金弟更跑去報警，根據警方提供的資料，金弟於七時三十八分報警，內容為：「把事情鬧大一點啊，有人正在辱罵客人。客人在玩遊戲，請他擦一下桌子，他就皺起眉頭、跟客人吵起來，還罵人。」

「不好意思，退款需要經理同意的。」申氏職員雖然這樣說，但金氏兄弟堅持，他只好打電話給經理求助。電話中，申氏職員說：「我們退錢給他好嗎？我覺得很害怕。」但經理卻要求他報警處理。七時四十二分，他依着指示報警。

「客人一直罵人。希望過來處理一下。」申氏職員說着，因為金弟早前報警的關係，所以警察已到現場。申氏職員於是掛斷電話，並說：「警察來了，謝謝。」

申氏職員向警察敍述事發經過，除了述說金氏兄弟吹毛求疵、阻礙生意，也照直把那句「我就拿刀殺了你」說出來。但警方卻眼見金氏兄弟沒有手持危險物品，所以只視為「消費糾紛」，十五分鐘之後，警方將金氏兄弟帶離網吧。

申氏職員這時候給賣場管理員發了一則短信：「七時三十分左右，一名脖子上有紋身、戴着眼鏡的客人讓我清理座位，我正在清理時他突然開始罵人，還到前台這邊鬧，一直在獨自妨礙營業，還叫來

警員，説不退錢就要殺了我，還説以後會再來的。」

之後，申氏職員繼續工作。這一天是他在這裏工作的最後一天。其實他早就離職了，只因為其他同事無故缺勤，在經理的要求之下，才到這裏「加班」。申氏職員和無故缺勤的職員，當時都不知道，他們各自的決定，影響了日後的命運⋯⋯

警方只是警誡金氏兄弟一番之後，就打發了他們離去。其中，二人之中的兄長金成秀，立即回家，那是離網吧不遠的地方，他拿走了一把七厘米長的登山刀，然後回到網吧，準備向申氏職員尋仇。同時，金弟則躲到網吧旁那條扶手電梯後方的廁所，就在警方離去後的七八分鐘內，多次走到電梯前，似乎是要確認，警察是否真的離開了大樓。

以為一切已經平息的申氏職員，正在收拾店內的垃圾，並將垃圾拿出一樓外的垃圾場丟棄，當他準備搭乘扶手電梯至地下一樓時，金成秀突然手持一把刀奔向他，金成秀先是用拳頭毆打申氏職員，待他失去平衡並且跌下扶手電梯時，金成秀便用手中那把刀往申氏職員的臉部、頸部砍去，正中要害！申氏職員血流披面，鮮血四濺，血沿着電梯四散到大堂地下，網吧大樓頓成人間煉獄。

這時候，金弟衝上前來，在一旁抓住申氏職員的雙臂，防止他掙扎。

八時十三分，警方接到兩名市民報案：「網吧裏打起來了，快來人，流血了」、「現在有人拿着刀捅人，我們路過看到的，一直在捅，快來啊！」兩分鐘後，警方抵達現場，但為時已晚。

金成秀當場被捕，而金弟則已逃脫。兩日後，警方抓到金弟，當時金弟的口供是：「我想阻止哥哥殺人才從背後抓住申氏職員。」但原來整個殺人過程都被閉路電視拍到了，他的動作，在韓國普遍被認為是在制止申氏職員掙扎。

二十一歲的申氏職員被送往附近醫院急救，可是因為出血過多，引發休克而死亡。他抵達醫院後，臉部滿是深可見骨的傷口，有三十多處刀傷，手掌也因為抵擋攻擊而被砍碎。

金氏兄弟的父母到達了警署，他們説，金成秀患有抑鬱症十年，一直有服藥，並向警方遞交抑鬱症診斷書。當時，首爾南部地方法院同意了他們的説法，讓金成秀到忠清南道公州市的法務醫院接受長達一個月的精神鑑定。

此舉引起社會嘩然。韓國男演員吳昌錫在社交網絡上傳了一段話，「我朋友的堂弟去天堂了。他的臉上被砍了三十多刀。希望大家一起簽名，幫助被奪走無辜生命的他，讓嫌疑人接受法律的制裁。我的簡介上放了這個請願的網址，希望大家閱讀一下。」

吳昌錫還附上了青瓦台國民請願的截圖，隨後，許多韓星都有聲

援，讓事件在韓國迅速發酵。

「心神微弱」從輕判罰？

金成秀患了抑鬱症的消息被廣傳之後，大家都十分擔心會對審判造成影響。因為根據韓國刑法，嫌疑人犯案時若處於「心神微弱」狀態，即意識判斷能力和行為控制能力受限，則可作為量刑依據，可獲從輕判罰：

韓國《刑法》第一部分「總則」第二章「罪」第一節「罪的形成和類型的減少」：第十條「身體上的殘疾人」：

一、因精神或身體殘疾而沒有辨別物體或決策能力的人的行為不受處罰。

二、前款行為能力弱的人，因精神或者身體殘疾，可以減輕處罰。

三、預見危險的發生而自願造成身心障礙者的行為，不適用前二款規定。

以「犯案時處於心神微弱的狀態」（即上述第二點）作為減刑的理由，在韓國已經不是第一次。最著名的是在二〇〇八年發生的「趙斗順案」，五十七歲的趙斗順性侵了一名年僅八歲的女童。韓國檢方

提請法院判處趙斗順無期徒刑，但法院認為他「作案時處於醉酒狀態」，因此依據相關規定，最終只判處趙斗順十二年有期徒刑。（趙斗順二○二○年剛獲釋，而此案件亦曾被改編成電影《素媛》）。二○一六年發生的「江南殺人案」中，被告也因患有「精神分裂症」而僅被判處三十年有期徒刑。

因此，當金成秀被警方逮捕後，立即遞出「憂鬱症診斷書」（韓國將抑鬱症稱為「憂鬱症」）。但韓國民眾都認為，他試圖以精神疾病為由減免刑期，同時還想幫着弟弟脫罪，都大表憤怒，接近一百萬人在青瓦台網站請願，要求嚴懲兇犯，並修改相關法律規定。

十月十九日，申氏職員的主治醫生在網上發表了一篇文章，詳細講述了當時患者的傷勢：「臉上的刀傷就有三十多處」、「所有的傷口都是用刀捅到骨頭才停下來的」。之後他發表了對這件案子的看法，認為兇手「肯定是個瘋子」，「如果平時不是積怨已久，是不會幹出這種事，但兇手和死者卻是完全不認識的。」

之後，他有談到抑鬱症：「兇手的抑鬱症也許不是他的責任。但抑鬱症是不會讓他拿起刀的。倒不如說，現在對於『心神微弱』的爭論，是把無數正受抑鬱症困擾的人，都弄成了潛在殺人犯。反過來說，在死者臉上捅了三十多刀的兇手，如果完全沒有精神病史，更會讓我驚訝，這是讓人憤怒的另一件事。再說一次，抑鬱症是不會讓他拿起刀子的。那是他自己用手拿起來的。反而現在，社會能夠做的，只有敦促加重『心神微弱』的處罰，讓我覺得非常遺憾。」

判決

二〇一九年，韓國法院一審判決：金成秀三十年有期徒刑；而以共犯身分被起訴的金弟則被判無罪。當時法庭在有期和無期徒刑之間考慮良久，最終參考其他類似案例，判處了有期徒刑的最長年限。

檢方認為刑罰過輕、他們要求死刑；金成秀則認為刑罰過重，雙方都進行了抗訴，二〇一九年十一月二十七日二審開庭，駁回了雙方的主張，原因如下：「量刑條件與一審相同，因此尊重一審判決。」同時維持弟弟無罪：「被害人家屬認為弟弟站在被害人身後拉住其腰部是共犯的證據，但弟弟沒有明確的施暴動機，與其說是同金成秀共謀犯案，更應該視為是勸架。」

法庭對金弟的判決也受到許多韓國人的質疑，尤其他們都看過閉路電視片段，想法與法庭有落差。但這不屬我們論述的部分。

十二月十二日，金成秀提交了上訴申請書。但在二〇二〇年二月十七日，撤銷上訴，原因不明。但隨着他這舉動，三十年有期徒刑成為了最終判決。

能從媒體報道中判斷抑鬱症嗎？

金成秀的案件遠在韓國，我又不懂韓文，只能看中文媒體的翻譯。我嘗試了解金成秀的性格。

據他的國中同學透露，金成秀生性內向、害羞，家境不好，下課後喜歡獨自一人安靜看漫畫書，也因此成績不算太好，但也看不出有任何精神上的問題。

　　高中同學則向媒體表示，金成秀不愛吵鬧，性格十分安靜，不過與國中時期不同的是，當金成秀生氣時常會失去理智，這點令高中同學有些害怕他。

　　除了以上的報道，我亦能從電視上看到金成秀的情況。十月二十二日，在首爾陽川警署，金成秀被警察押出來，大批攝影記者、媒體立即上前追問殺人動機。那時候，金成秀一臉不屑的低着頭，但身體有一些小顫抖。金成秀最初沒有說話，後來才低聲說：「弟弟不是共犯。」然後又說：「遞交精神診斷書是家人出的主意」，最後用極微小的聲線說：「我承認我犯下錯誤，我該贖罪！」

　　而媒體亦報道了一些審訊的資料，對於為什麼行兇，金成秀說：「我吵得天翻地覆也沒能拿到退款，感到委屈和憤怒，自己好像是一個傻瓜，突然間氣憤之情湧上心頭，便想殺死他。」

　　以上資料，足夠我做有關金成秀的精神判斷嗎？顯然，是不足夠的。無論在醫管局的法醫精神科部門，還是私人執業，我都不會用媒體的資料。我會直接給病人問診，也會見病人的家人，此外亦會接觸許多資料如醫管局的排版病歷、警察的問話記錄等。經過詳細的判

斷，才會寫一個報告，而這個報告除了供法庭使用外，都是不能公開的資料。

所以，有時外間對我們的判斷或有所不解，可能因為我們掌握的資料並不一樣。公眾從媒體中接觸的資訊大多混雜主觀思想，而且並不夠全面，加上一般人缺乏精神科的專業知識，根本難以準確判斷精神病患者的病況。實際上，醫生在撰寫每一份報告背後鑽研的資料、付出的精力和時間，都不是一般人可以想像的。

如果發生在香港……

如果這宗殘忍的事件發生在香港，病人會因為有抑鬱症的病史，很大機會會被還押到小欖精神病治療中心，接受精神評估。在那裏，會有懲教署人員看管。醫管局轄下的法醫精神科部門，會派法醫精神科醫生跟進。

法醫會向病人問診，亦會聯絡他的家人、同事，了解他的背景。同時，因為其抑鬱症的病歷，法醫會細閱他的排版，必要時會聯絡曾處理過他抑鬱症的醫生作進一步的蒐集資料。

當然，法醫亦會同時為他調校抗抑鬱症的藥物，畢竟小欖精神病治療中心是一間治療中心，即使他窮凶極惡，亦不能剝奪他醫治的權利。

在香港，事件引發法律爭議的機會不大。跟韓國不一樣，香港已經廢除死刑。值得一提的是，韓國雖然沒有廢除死刑制度，但自從一九九七年起暫停了執行死刑，被納入為「實際上已廢除死刑的國家」行列。不過，當條例仍在，面對如此殘忍的兇案，民眾要求恢復死刑，是可以理解的。

況且，韓國對於「精神微弱」的減刑，令人感到不安。金成秀三十歲，三十年後出獄時六十歲，以現代人而言仍屬壯年，如何保證他不會再因為精神問題而犯案？

在韓國，犯人入獄後是否仍然會得到治療，則未見有報道提及，所以暫且不做假設。

但香港的情況是，大部分港人已經接受了終身監禁為最高刑罰，而過去較著名的、有關精神病患者的兇殺案，大多予以小欖「無限期入院令」處分，市民大多感到安全。

說回案件。即使犯人有抑鬱症的病歷，我們也不會貿貿然覺得，他就是韓國所謂的「心神微弱」，可以獲得「減刑」。

判斷精神病是不是犯人減刑的因素時，我們必須判斷，犯人在行兇時，是否處於精神失常的狀態，而病發對他的情緒和行為有多大程度的影響，是否能減輕他在事件中的責任。所以，法醫精神科醫生需要透過問診和蒐集資料，才能判斷病情對犯人行兇的影響。而我們在

做出專業判斷後，必須如實在法庭上提出。有時候，可能有代表辯方的法醫精神科醫生跟代表控方的法醫精神科部門醫生持不同意見，大家便要辯論，把知道的資料都拿出來，分析和判斷，詳細說明各自判斷的理據。我們也會向法庭說明自己的專業判斷，指出病人所患的精神疾病病徵、會不會導致暴力傾向。

精神病人能否減刑，不是由法醫精神科醫生決定的，做出這個決定的是法官／陪審員（一般的精神病傷人案在區域法院審理，由法官決定，殺人案會在高等法院審理，會有陪審團，由陪審團裁定），法醫精神科醫生無權過問。法官／陪審團在聽取我們醫生的意見後，會根據病情的嚴重程度、病情對病人行為有多大影響，而去判斷是否能成為減刑的理由。比如法醫精神科醫生可能會指出精神病令病人出現較高的暴力傾向，但法官／陪審團可能會認為嚴重或極端程度的暴力傾向下，精神病才能作為病人減刑的理由。

最後，如果有陪審團的大案，就必須以五比二或以上的大比數通過精神病能否作為犯人減刑理由的判決，假如未能達成大比數決定，便需要繼續討論，直至取得共識。而法官會根據陪審團的決定，為病人判下相應的刑期。

其他想法

一、醫生不能在網上透露病人私隱

韓國醫生在網上公開受害人的慘況，這令我非常詫異和驚訝。在香港，病情屬於病人的私隱，醫生沒有權利公開這些資料，而且公開討論案情也屬於違法行為。假如醫生公然披露病人的病情，不僅是失德的表現，更可能會被病人和家屬追究法律責任。

　　而且在案件審訊的過程中，醫生應該保持中立的立場。我們的職責是運用專業知識，提供準確、客觀的意見，謹慎分析病人的病情對案件的影響。醫生絕不應該公開說出個人對案情的主觀看法，即使我們私下可能會對案情有自己的判斷，但我們也不應該公開自己的私心。

　　這個韓國醫生公開說「兇手一定是瘋子」，但他根本不是專業的精神科醫生，更不是精神病人的主治醫生，所得的資料並不全面，單靠傷者的傷勢，根本不足以確定精神病人的病情有多嚴重。他隨便發表個人看法，這種行為在香港是絕不能接受的。

二、喝醉不能作為減刑的理由

　　文中談到二〇〇八年的「趙斗順案」，他因為「作案時處於醉酒狀態」，所以有所減刑。

　　可能有些人會以為兇手在犯罪時喝醉了，也能證明他當時神智不清，因此可作為減刑的理由。但在香港，大部分醉酒後犯罪的人都不是被迫喝醉的，因此他們有責任為自己醉後的行為負責。

假如喝醉要作為減刑理由，需要經過醫生的專業判斷，證明病人有嚴重的酗酒問題，無法自控，且這種行為會在大程度上影響病人的判斷，才有機會因為喝醉而得到減刑。這個判斷過程，與精神病是否能作為減刑因素類似。

結論

每一個地方都需要法醫精神科，包括台灣和韓國。香港的法醫精神科特別設計了一套判決機制給因為精神病而犯案的人，也提供了小欖精神病治療中心這個給精神病人治療的監獄。這是既保護公眾安全讓他們不致暴露在社區危險之中，又能保護精神病人讓他們安心治療的兩全其美方法。

無論台灣還是韓國，都因為沒有這樣的一套制度，而對暴力精神病人犯案的判決有所偏差。在病人與社會之間，如果傾向於病人一方，就會出現減刑、無罪等情況，讓病人在未康復的情況下於社區自由活動，引致公眾危險；如果傾向社會一方，就沒有足夠照顧病人並非出於自願殺人這一層心理，甚至沒有給予治療的機會。

香港只是一個小小城市，但在法醫精神科這個領域，已經有一套相對成熟的法律，比其他地方領先了幾步。雖然仍然有進步的空間，但我深信我們正朝着正確的方向走，在公眾安全、病人利益之間，取得了得來不易的平衡。

參考資料 :

韓國刑法 :

https://ko.wikisource.org/wiki/%ED%98%95%EB%B2%95_(%EB%8C%80%ED%95%9C%EB%AF%BC%EA%B5%AD)#%EC%A0%9C1%EC%A0%88_%EC%A3%84%EC%9D%98_%EC%84%B1%EB%A6%BD%EA%B3%BC_%ED%98%95%EC%9D%98_%EA%B0%90%EB%A9%B4

〈不滿網咖店員態度！　兄弟瞞警砍死 21 歲未來帥模特兒　藉憂鬱症減刑〉，ETTODAY 新聞雲，2018 年 10 月 20 日

https://www.ettoday.net/dalemon/post/39272

〈最近轟動韓國的網吧殺人案，兇手說有抑鬱症，藝人們憤怒了〉，《每日頭條》，轉載自韓流資訊大號「韓國 Me2day」。2018 年 10 月 23 日

https://kknews.cc/entertainment/k98xlxr.html

〈殘忍行兇竟只因 1000 韓元！「江西區網咖殺人事件」嫌犯陳述＆被害者求救電話及簡信公開〉，KOREA STAR DAILY，2018 年 10 月 24 日

https://www.koreastardaily.com/tc/news/110540

〈舉國憤怒！韓國因「心神微弱」而獲得減刑的 4 起殘忍案件〉KOREA STAR DAILY，2018 年 10 月 28 日

https://www.koreastardaily.com/tc/news/110653

不在場證人 II

法醫精神科的過去、現在與未來

後記

也許有人會問，為什麼會有第二部分。

這幾年我一直寫書，目的都是推廣法醫精神科。

寫到這一本，我在想：應該介紹一下香港在精神健
康服務方面所做過的工作。安安幼稚園事件和葵盛東邨
殺人案件在香港精神病史上有着重要的地位，亦都是因
為這兩個個案，幫助推動香港精神健康服務的發展。

但無論如何，代價實在太大了。沒有一個城市可以
承受多一次慘案去改善制度，所以我希望這本書可以做
了這一點。

加上台灣、韓國的個案，旨在說明，香港的精神健
康服務比其他地方發展得好，既然如此，為什麼不再努
力一點，成為亞洲區的典範？